Carmen Posadas
Sofía Ruiz del Cueto

La hernia de Viriato

Carmen Posadas
Sofía Ruiz del Cueto

La hernia de Viriato

Recetario para hipocondríacos

temas'de hoy.

Primera edición: noviembre de 2002
Segunda edición: febrero de 2003

Paseo de Recoletos, 4. 28001 Madrid
www.temasdehoy.es
Diseño de cubierta: Rudesindo de la Fuente
Ilustraciones de cubierta e interior: Toño Benavides
Fotografía de las autoras: Nines Mínguez
ISBN: 84-8460-239-7
Depósito legal: M-2.759-2003
Compuesto en J. A. Diseño Editorial, S. L.
Impreso y encuadernado en Artes Gráficas Huertas, S. A.
Printed in Spain–Impreso en España

Índice

Para Luis M. Posadas,
Elementary, my dear Watson

Prólogo, por Carmen Posadas

A pesar del papel que me verán desarrollar a continuación no soy una persona hipocondríaca, de las que se hacen análisis semanales en busca del tumor perdido. Sin embargo, los hay que me consideran algo aprensiva. Cierto, me preocupo por mi salud, pero no más que el resto del mundo. ¿Quién no ha tenido sudores fríos por un lunar que parece haber crecido o no ha transformado un intenso dolor de cabeza en una meningitis? Lo cierto es que, en mayor o menor medida, todos tenemos un lado hipocondríaco que nos asalta de vez en cuando poniendo en duda nuestro estado de salud: el cepillo recoge tres pelos de más y seguro que es la anemia, una punzada en el costado derecho y cuidado no sea apendicitis... Es inevitable, el impulso catastrofista nunca falta, lo que cambia es la atención que le prestamos. Y eso sólo depende del tiempo, de la intensidad del síntoma y de la información que tengamos sobre el tema. Si transcurren tantos días que el cepillo llega a tener tupé a lo Travolta, el paso del tiempo preocupa. Si el retortijón te deja inmóvil, buscando por dónde entró el puñal, su intensidad preocupa. De la preocupación al pánico hay un paso y lo marca la información. Si se ha oído decir que «pelo caído es pelo perdido», ya no se mira con indulgencia la coleta del cepillo. Si el dolor de tripa de fulanito acabó en quirófano, seguro que nos faltan segundos para catalogar nuestro retortijón de peritonitis. Y ahí está el peligro, lo sé porque lo he sufrido personalmente.

Fue una desinformación de ese tipo la que sembró el pánico en casa y una columna en el *ABC*. Hacía unos días que me torturaba una tos resistente a todo remedio, ya fuera casero, farmacológico o de mismísimo vudú. A esas alturas el asunto empezaba a alarmarme. Admito que estaba algo susceptible con el tema y no era el mejor momento para recibir aquel tipo de información: parecía una revista inocente, con sus chismes, un horóscopo, recetas para microondas, la programación de la TV, nada que hiciera sospechar lo nocivo de su contenido. Una vez leído el fatídico artículo de nombre «No se confíe usted», me lancé a pedir cita con el neumólogo, el otorrino y un cura. ¿Exageración? No era para menos y se lo puedo demostrar. Según lo escrito en aquella revista, yo, por mi tos persistente, estaba poco menos que desahuciada, incubando en el mejor de los casos una tuberculosis y dejando como alternativa el cáncer de pulmón.

Plenamente identificada con la dama de las Camelias, ya me disponía a entonar el aria final cuando llegó

Sofía. No crean que hizo excesivo caso de la doliente Margarita Gautier. Me saludó con un beso, eso sí, en la frente, con fines termométricos y, una vez comprobado que estaba afebril y me había tomado las medicinas, dio por terminada la consulta. «Qué pena —pensé—, tanto estudiar y no sabe reconocer un cáncer cuando lo ve, si ya sabía yo que esta familia era de letras.» Pues ni con pistas dio la niña con el diagnóstico, y tuve que decírselo con todas sus letras: «Hija mía, tu madre tiene de tuberculosis para arriba.»

Para qué explicarles la que se armó. Yo empeñada en alertar al SAMUR y ella dale que dale a preguntar absurdeces; que si «¿te duele aquí o allá?», «¿de qué color son las flemas?», «¿cómo es la tos?»... Lo que aguanta una madre, ¿a qué venía eso de cómo es la tos? «Resignación, Carmencita, paciencia, si le enseñaste a leer puedes explicarle lo de la tos.» «Pues la tos es tos y punto, y no tengo el disgusto de tener flemas, pero en cuanto aparezcan no te preocupes que te las presento. Ahora haz el favor de llamar al neumólogo.» Pues ni por ésas se convenció. Tuve que enseñarle el artículo revelador, el único que se había atrevido a decirme la verdad.

Por lo que pude comprender más tarde, muchas discusiones más tarde, el escrito era lo que se dice un tanto alarmista, por no decir incompleto. Cojeaba en detalles de cierta relevancia, ¿qué le hubiera costado a su autor, por ejemplo, explicar a qué se le llama tos persistente? A mí, con la garganta del revés y medio pulmón fuera, al quinto día el adjetivo en cuestión se me había quedado corto. Sin embargo, parece ser que los sabios recomiendan aguantar al menos una semana más, y, digo yo, que eso será si la faringe resiste. El caso es que, a base de recortes por un lado y añadidos personales por otro, quedaba una magnífica obra de ciencia-ficción que hubiéramos disfrutado todos mucho más de haberse clasificado como tal desde el principio, ya que tomado en serio le daba a uno un vuelco el corazón. Me encantaría saber quién fue el inconsciente al que se le ocurrió publicar semejante escrito en pleno enero, cuando la tos persiste y resiste hasta marzo.

Fue esta pequeña crisis familiar la que llenó de neuras a un tal Antonio Prensibo y de e-mails a su facultativo, el doctor Celso, personajes que conocerán ustedes a continuación. No sé si se han fijado, pero en los últimos años los temas médicos están de moda, invaden los medios y los consejos de salud se han descontrolado. Por un lado tenemos los indicios básicos, un grupo de recomendaciones para vivir más y mejor. Bueno, por lo visto no son el colmo de la exactitud científica, pero al menos se entienden. Porque en el otro extremo tenemos la información científica objetiva, rigurosa y completamente críptica, para disfrute de los pocos licenciados en jerga médica y que el resto nos contentamos con mal interpretar y, de vez en cuando, llevarnos un susto de muerte.

Dada la situación, Sofía y yo pensamos que mejor que quejarse era ofrecer una alternativa. Una información médica rigurosa que fuera fácil de entender y resultase práctica, aplicable a la vida diaria. Además, tenía que ser amena y lo más divertida posible, pues iba destinada a un suplemento de salud, y ya se sabe que en fin de semana no está uno para informaciones que superen intelectualmente la viñeta de humor. Para colmo, había que comprimir tanto requisito en tan sólo cincuenta líneas. ¿Cómo hacerlo? La solución no tardó en sonar (por teléfono, me refiero). Contestamos. Era Cristina, una amiga de la infancia que, desde que Sofía cometió la imprudencia de licenciarse, la llama más que un novio, y no para salir precisamente. Está tan preocupada con el tema de la salud, que ha sido capaz de ir a Urgencias a que le pongan las lentillas por miedo a infectarse el ojo. No hay manera de librarse de ella, ni en vacaciones, pues persigue a mi pobre hija vía internet allí donde no llegan las ondas telefónicas. Por lo menos el acoso y ocasional derribo al que se ha visto sometida ha dado su fruto: hipocondri@.com, un espacio que permite a un hipocondríaco, Antonio Prensivo, consultar sus fobias, y al sufrido doctor Celso resolverlas desde su casa, mientras el resto de internautas pasan un buen rato aprendiendo una o dos cosas sobre el cuerpo humano.

Más de una persona me ha preguntado de dónde salen Antonio y el doctor. ¿Existen? Sí y no. Antonio somos todos y no es nadie. Es cada uno de los que ha tenido una duda médica en los últimos dos años o aportó una historia divertida, ya fuera una anécdota real o inventada. En modesto agradecimiento quedaron todos reflejados en el artículo que inspiraron. En cambio el doctor Celso, como el Sherlock Holmes de Doyle, es real y se inspira en un profesor de la facultad de Sofía hasta el punto de ser tocayos. Una última duda por aclarar: si nosotras ya éramos médico una y aprensiva la otra, ¿por qué preferimos inventar personajes?, ¿por qué no plantearlo como una correspondencia entre ambas? Simplemente porque un personaje de ficción ofrece mayor licencia para el humor que uno real. Siempre ha sido más fácil reírse de uno mismo bajo seudónimo. Y lo hemos hecho muy a gusto, créanme.

Como buen hipocondríaco, Antonio tiene en su haber una pesada y considerable historia clínica: en tres carpetas azules se comprimen todos los males y achaques sufridos por dicho personaje en los últimos dos años hasta formar un auténtico compendio de medicina. Tras duras negociaciones y lágrimas por ambas partes, hemos logrado que el señor Prensibo nos deje echarle un vistazo y plasmar los capítulos más relevantes en esta guía general de la salud. Pero antes, les rogamos nos disculpen, don Antonio ha tenido que ir al médico. Desde hace unos días se viene quejando del estómago. Por lo visto tiene una «hernia de Viriato», o al menos eso cree. Les ruego un poco de paciencia. El doctor Celso tardará un poco en explicarle en qué consiste la dolencia, sobre todo porque ha de comenzar por el nombre. Menudo disgusto se va a llevar el pobre cuando se entere de que su hernia no es la del heroico personaje, sino la de un tal hiato, del que no ha oído hablar nadie, un japonés probablemente. Ya le ha ocurrido otras veces y no es raro que una persona aprensiva equivoque los términos. En realidad, es bastante frecuente. La jerga médica resulta complicada para quien no está familiarizado y es fácil acabar con hernia de Viriato, teniendo enemas en las piernas en lugar de edemas o embarazándose de una mona en lugar de una mola o tumor placentario. Por eso, y porque, como verán, nuestro hipocondríaco da más guerra a su médico que el susodicho rebelde a los romanos, hemos decidido representar todas las dolencias de Antonio Prensibo en esta última hernia de Viriato que tanto le preocupa.

¿Por qué no descanso, doctor?

--------- A.Prensibo@.com ---------

Estimado doctor Celso:

No sabe la alegría que me produce poder consultarle a través del correo electrónico. Confieso que la media de una o dos visitas semanales resultaba agotadora, incluso para mí.

Le escribo en esta ocasión porque Bea lleva un tiempo quejándose de que ronco. Reconozco que puede parecer una consulta absurda, un problema matrimonial de lo más común. Yo tampoco le daba ninguna importancia porque mi mujer es muy caprichosa para dormir. No quiere nada de ruidos, nada de luz..., en fin, nada de nada. Lo malo es que el otro día llegó a casa diciendo que le habían comentado en la oficina que los grandes roncadores tienen algo así como una P. A. del sueño. No tenía muy claro en qué consistía, pero parece ser que uno se ahoga a mitad de la noche.

Después de aquello, usted comprenderá que ya no ronco lo más mínimo. Llevo cinco noches de lo más silenciosas. Y es que no pego ni ojo. Ahora Bea está encantada con el cambio. Duerme como un lirón. Hasta he descubierto que ronca, pero eso a ella no parece preocuparle. Yo, sin embargo, de pura angustia velo toda la noche y, claro, de día apenas me tengo en pie.

Por favor, dígame qué debo hacer para acabar con esta maldita P. A. del sueño. Necesito volver a dormir tranquilo. Aunque con lo que ronca mi mujer últimamente, con dormir a secas me conformo.

Muchas gracias por su atención. Le saluda algo desesperado pero cordialmente,

Antonio Prensibo

P. D. ¿Qué significa P. A. del sueño? Durante las horas de insomnio sólo se me ocurren cosas tipo «Peligro de Asfixia» del sueño o «Puede Ahogarse» del sueño. Si pudiera aclararme las dichosas siglas lo antes posible, se lo agradecería enormemente.

--------- J.L.Celso@.com ---------

Apreciado Antonio:

Por escrito te noto tan nervioso como siempre. Te recuerdo que lo del correo electrónico era para que pudieras consultar tus dudas antes de que te angustiaran. Si me hubieras comentado esto hace cinco días, te hubieras ahorrado otras tantas noches de insomnio.

Lo que tú llamas P. A. del sueño en realidad se conoce como APNEA DEL SUEÑO, así que, como ves, no hay siglas terroríficas que descifrar y, cuando te explique en qué consiste, verás que sólo puede ser uno más de tus achaques. Para empezar, se trata de un síndrome que aparece sobre todo en hombres de edad media, obesos e hipertensos, y que se agrava, al igual que los ronquidos, con el alcohol, los sedantes y durmiendo boca arriba. La forma más frecuente es la obstructiva, producida por un bloqueo de la vía aérea superior por la posición y la relajación muscular que aparece cuando nos dormimos.

Los afectados son personas que, además de roncar, cuando alcanzan el sueño profundo, de repente dejan de respirar durante más de diez segundos. A eso es a lo que llamamos una «pausa de apnea». Según se prolonga la apnea, la sangre arterial va acumulando CO_2 y se va quedando sin oxígeno, hasta que llega un punto en que se consigue despejar la vía aérea y se restablece la respiración con un sonoro ronquido. Pueden llegar a armar tal escándalo que no sólo despiertan a cónyuges y vecinos, sino él mismo, que curiosamente será el único en no recordar nada al día siguiente.

Dado que este ciclo se repite varias veces a lo largo de la noche, es evidente que con tanta marcha no hay quien descanse. El paciente se levanta con dolor de cabeza, irritable, y por muchas horas que haya «dormido» se arrastra durante el día como un zombi; es incapaz de concentrarse y se duerme por las esquinas.

El mayor riesgo para estos pacientes no es que desarrollen hipertensión o arritmias con el tiempo, sino que como de día no se mantienen en pie ni con contrafuertes, son propensos a todo tipo de accidentes, sobre todo de tráfico.

Hasta ahora dormías como un bebé, mantienes un peso razonable y vas como una moto a todos lados. Créeme, no tienes criterios diagnósticos del Síndrome de la Apnea del Sueño. Si a pesar de todo sigues angustiado, te citaré para una polisomnografía, que en cristiano no es más que un estudio muy completo del sueño. Para que te des cuenta de que tú roncas, como todo el mundo, para molestar a tu mujer.

Un cordial saludo,

José Luis Celso

La sangre altera

--------- A.Prensibo@.com ---------

Estimado doctor Celso:

Fíjese si debo estar mal, que he estado a punto de no consultar por pura pereza. Y no es más que eso, cansancio, con la particularidad de que dura ya más de un mes y es la causa de que mi mujer pernocte en casa de mis suegros. No me duele nada en especial. La cabeza de vez en cuando, pero creo que son las charlas de Bea. (Al final puede que sea una suerte que esté en casa de su madre.) Por lo demás, sólo me puedo quejar de fatiga, cansancio y agotamiento. Repto desde que me levanto hasta que me acuesto, no me apetece hacer nada, todo me sobrepasa. Usted comprenderá que en este estado lo último que quiero es cambiar el cortinaje de la casa. Pues ése ha sido el capricho de la semana.

Mi mujer descubrió que las mismas cortinas que el domingo eran inofensivas, el lunes suponían una amenaza para la salud. Todo, porque a su socia, Marta, no se le ocurrió mejor forma de hacerse la simpática que alabando sus preciosas cortinas «beige». Educadita como es, Bea no tuvo más remedio que mirar sus cortinas crema y agradecer el cumplido mientras «mordía» un sorbo de café. Pero dos enormes fosas nasales, que casi aspiran el contenido de la taza de una esnifada, delataron cierto malestar.

Tan pronto nos abandonó la socia arruinahogares, enloqueció; quería salir de compras a las doce de la noche a Dios sabe qué tienda, porque dudo que vendan ese tipo de cosas en «los chinos». Desde entonces no he oído hablar de otra cosa y, con lo cansado que estoy, no puedo elaborar un plan de huida. Sólo quiero ver la TV con mis cortinas «beige», que a saber qué color es ése, pero no hay que subirse a unas escaleras para cambiarlo.

Tras cinco días estrujando su cerebro y mi paciencia hasta escoger la tela perfecta, resulta que me toca colgarlas. Y no crea que el asunto se puede tomar a la ligera, qué va, es poco menos que de vida o muerte. Vamos, que se me ocurrió dormir una siesta antes de ponerme manos a la obra y casi no lo cuento. Bea se puso como una hidra, me tiró las cortinas a la cara y entre insultos varios me informó de que se largaba con sus padres hasta que cumpliera la misión que se me había asignado.

Y así llevo día y medio de soltería, un placer que se acabó hace una hora: me entró hambre. La idea de cocinar me seduce aún menos que la del bricolaje, y ya le he dado dos vueltas al menú del tele-pizza. Debo cambiar esos dichosos trapos para que vuelva Bea antes de que me muera de inanición y me veo incapaz. ¿No me puede recetar usted un buen reconstituyente, unas vitaminas, lo que sea, que me saquen de este sillón?

Le saluda algo desesperado, pero atentamente,

Antonio Prensibo

--------- J.L.Celso@.com ---------

Apreciado Antonio:

Desde luego tus consultas son cada vez más estrafalarias. Nunca me habían pedido consejo por unas cortinas. Te recetaré unas vitaminas si te hacen feliz, pero creo que antes debo hablarte del maravilloso mundo de la astenia primaveral, en el cual acabas de introducirte. Pero que no te asuste el nombre, pues no es más que una forma sonora de referirse al cansancio que aparece sin que exista ningún otro motivo que lo justifique que la primavera. Llega año tras año, siempre por estas fechas, y puede ser tanto mental como físico. Como bien dices, los síntomas no son muy escandalosos, pero resulta agotador.

Tiene la ventaja de que no dura demasiado y en junio te sentirás en plena forma y listo para el verano. Confieso que no está del todo claro las razones por las que se produce, pero parece que puede relacionarse con cambios en las hormonas inducidos por las variaciones ambientales. Sea como sea, tendría que verte para descartar otras causas de fatiga antes de considerarte una víctima más de la primavera.

En cuanto a la solución, la idea de las vitaminas no es mala; cuando vengas te recetaré unas, pero lo más importante es llevar una vida lo más ordenada posible, que estabilice las hormonas. Debes seguir un horario más o menos fijo de comidas, trabajo y sueño. Haz descansos de cinco o diez minutos cada una o dos horas y retoma la sana costumbre de la siesta. Pero no te me apoltrones, tienes que practicar algo de ejercicio físico de forma periódica y llevar una dieta equilibrada, baja en grasas y alta en fibra y vitaminas. Las bebidas estimulantes te pueden ayudar, pero ojo con la tensión arterial.

Como ves, nada grave, nada que te impida levantarte de ese sofá y colgar las cortinas, si quieres ganarte el guiso de cada día en lugar de otra bronca.

Un saludo,

José Luis Celso

Lunares y punto

--------- A.Prensibo@.com ---------

Estimado doctor Celso:

Esta noche Bea y yo hemos celebrado nuestro aniversario de boda. Todo era perfecto: ella encargada de la cena y yo de crear un ambiente romántico plagándolo todo de velas, flores y cosas de ésas que tanto les gustan a las mujeres. La música de fondo, las frases insinuantes... todo iba viento en popa hasta que llegó la hora de los regalos.

El problema no fueron los pendientes que le di, ni siquiera el que ella, tan práctica como siempre, tuviera para mí seis pares de calcetines y cuatro pañuelos. Al fin y al cabo los necesitaba, pues Bea había conseguido que la lavadora engullera todos los que me había regalado en Navidades. El caos se hizo cuando, al abrir el último paquete, saqué un traje de baño azul plagado de puntitos blancos. No es que fuera feo, lo malo es que mi mujer insistió en que me lo probara inmediatamente.

Le aseguro que no hay nada para romper la magia de una noche romántica como un pase de modelos de trajes de baño masculinos en pleno mayo, sobre todo si, como yo, se olvidan de quitarse los calcetines. El caso es que, una vez hecho el ridículo, fui a vestirme, pero antes de que pudiera hacerlo, descubrí en el espejo que no todo eran puntitos blancos, pues también había uno muy negro plantado en mitad de mi espalda.

Creo que he batido el récord de los veinte metros, que es lo que hay entre nuestro dormitorio y el comedor, pues al segundo siguiente estaba frente a Bea intentando que me dijera si aquel lunar tenía pinta de melanoma o si al menos lo había visto antes. Pero ella no le hizo ni pito caso, sólo le daba tironcitos al elástico del traje de baño y opinaba que en lugar de comprar una talla más era mejor ponerme a régimen.

No me queda otra opción que recurrir a usted. Necesito que me vea el lunar, que es muy negro y muy grande, seguro que es maligno. ¿Puedo ir a su casa ahora mismo? Llegaré inmediatamente, en cuanto salga de estos dichosos lunares blancos y me ponga algo de ropa.

Le saluda desesperado, pero atentamente,

Antonio Prensibo

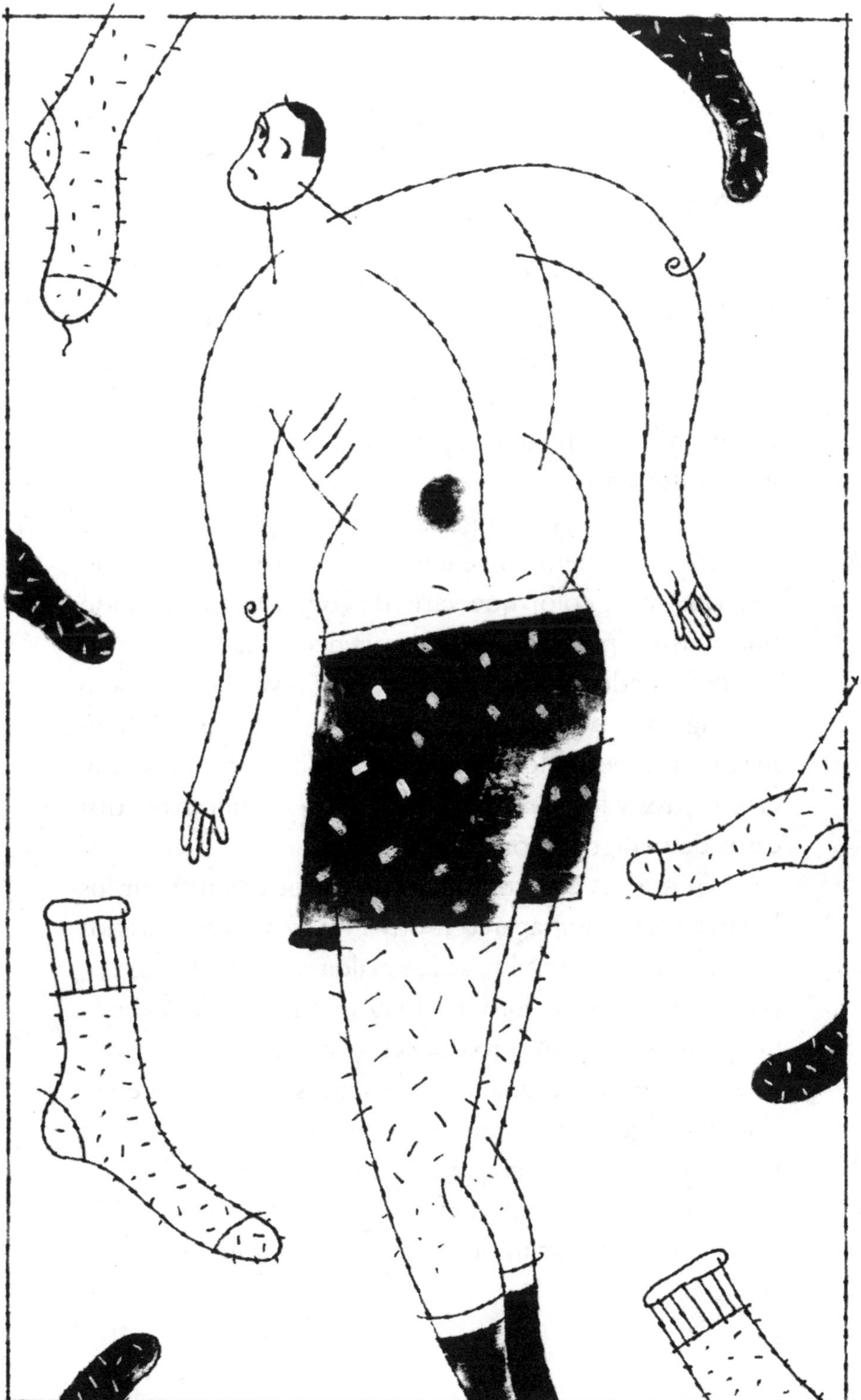

--------- J.L.Celso@.com ---------

Apreciado Antonio:

Haz el favor de vestirte enseguida o acabarás con una pulmonía. Tranquilo, no sé cuántas veces ha tenido Bea la ocasión de verte desnudo, pero yo, que he tenido el placer en unas cuantas ocasiones, te aseguro que ya tenías un lunar en plena espalda. Antes de alarmarse conviene informarse.

Los lunares benignos o *nevus* pueden ser de muchos tipos, pero en general son simétricos, de bordes regulares y de color que varía de rosa a negro pasando por marrón, pero siempre homogéneos. Pueden ser planos o abultados, con o sin pelos, lisos o verrugosos, pero no sangran ni se ulceran. Es verdad que algunos se malignizan, en especial los de nacimiento mayores de veinte centímetros y los llamados «displásicos» cuando hay otros casos de malignización en la familia.

Si quieres estar tranquilo, lo mejor es controlar los lunares para ver si aparecen otros nuevos o cambian los que ya tienes. Como los de la espalda son difíciles de ver, puedes hacerte una foto. Una vez localizados, la pregunta del millón es cómo reconocer los malignos o melanomas. Para ello hay una serie de signos que nos pueden orientar. Ojo con los lunares Asimétricos, con Bordes irregulares, de Color abigarrado o de Diámetro mayor de seis milímetros. Estas características, conocidas como ABCD, son las más importantes, pero lo fundamental es prestar atención al cambio. Fuera de la pubertad o el embarazo, los *nevus* no suelen ni aparecer ni cambiar de tamaño, color, forma, superficie...

Como más vale prevenir, lo importante es saber que los melanomas están directamente relacionados con la exposición a los rayos ultravioleta, solares o artificiales, especialmente en edades tempranas. Hay mayor tendencia en personas que de niños o jóvenes se quemaban en verano, sobre todo los de piel muy blanca. Así que, en la playa, tonterías las mínimas.

Me imagino que estarás camino de mi casa, pero si no es así, pásate mañana por la consulta. Eso sí, se ruega indumentaria decente y adecuada. Ningún paciente mío se pasea por Madrid en calzones y calcetines. Dejé la psiquiatría hace años precisamente para poder alardear de ello.

Un cordial saludo,

José Luis Celso

Los michelines no son para el verano

--------- A.Prensibo@.com ---------

Estimado doctor Celso:

No sabe lo aliviado que me quedé al saber que mi lunar era de los corrientes y molientes. Sin embargo, el asunto del traje de baño a lunares del otro día ha tenido una consecuencia aún más desastrosa. Bea ha decidido que tenemos que estar esbeltos para el verano y nos ha puesto a régimen.

Ha leído no sé qué método infalible en una revista y lo cumplimos (o más bien sufrimos) a rajatabla. Nos pasamos el día con una botella de sopa de cebolla bajo el brazo y, por si fuera poco, hay que darle un trago cada vez que aprieta el hambre, que en mi caso es a todas horas, así que, aunque está repugnante, engullo litros. Ya no puedo más del mejunje y, lo que es peor, mi vida social tampoco.

No es que me importe estar a dieta, ya me ha tocado otras veces, lo que no soporto es estar al mismo tiempo que ella. Es tan disciplinada que, para evitar tentaciones, en la nevera no hay otra cosa que la dichosa sopa. El otro día, buscando desesperado, me encontré una zanahoria perdida. Entre la inanición y la alegría casi me desmayo. La secuestré inmediatamente, pero por muy bien que la racioné, no me ha durado más de dos días, así que vuelvo a ahogar las penas en cebolla líquida.

No contenta con pasar hambre, Bea ha decidido quemar las calorías supervivientes a base de hora y media diaria de una nueva tortura llamada *step*. De nueve a diez y media de la noche, un musculitos desaprensivo, con mallas y todo, no tiene otra cosa que hacer que enseñarnos las mil y una maneras de subir y bajar un cajón al ritmo frenético de la música.

Llevamos así dos semanas y creo que he perdido hasta el apellido; estoy seguro de que todas mis células grasas emigraron en busca de prados más verdes. Pero, aunque llevo el cinturón con doble vuelta y tengo una cara horrible, Bea sigue empeñada en seguir hasta fin de mes. Yo estoy seguro de que no duraré tanto. Por eso necesito que me dé urgentemente algunos argumentos para convencerla de que no sólo de cebolla vive el hombre.

Le saluda algo desesperado, pero atentamente,

Antonio Prensibo

--------- J.L.Celso@.com ---------

Apreciado Antonio:

Haced el favor de aparcar esa porquería y salir inmediatamente a comer un filete. Debéis tener las proteínas por los suelos, por no hablar del resto de nutrientes. Esa famosa dieta de la sopa de cebolla está ideada para los pacientes obesos que necesitan operarse y deben perder varios kilos en poco tiempo, pero no es la indicada en vuestro caso. Si queréis estar delgaditos, no intentéis perder todos los kilos de golpe, porque los volveréis a coger igual de deprisa. Lo aconsejable es ir poco a poco. Hay que ser moderado con la comida, intentando evitar aquello que engorda sin alimentar. Me temo que eso incluye pan, bollos, alcohol y demás caprichos. También hay que limitar las grasas, sobre todo los fritos. Eso sí, hay que comer variado, sin dejar de lado ningún grupo alimenticio (cereales, lácteos, carnes, verduras, frutas, legumbres…) y no saltarse ninguna comida.

Para conseguir un mejor resultado lo idóneo es combinar la dieta con ejercicio diario. No hace falta sudar la gota gorda en un gimnasio, es mucho más sano caminar treinta minutos a buen paso o nadar. Con ello conseguiréis quemar calorías y darle firmeza a los músculos. Pero, ojo, no me vale eso de no moverse de la silla durante la semana y recuperar los paseos perdidos con una panzada de veinte kilómetros en un día.

Sé que con esto no os he descubierto nada nuevo

pero, aun sabiéndolo, pocas personas que quieren adelgazar lo siguen. Prefieren lanzarse a las dietas milagrosas, que siento decir no existen. Las que más se aproximan requieren supervisión médica, pues mal llevadas el remedio es peor que la enfermedad. Os advierto que hay gente que, cumpliendo las pautas que os he dado, no adelgaza lo suficiente. Si es vuestro caso, pasaros por la consulta, porque entonces lo que necesitáis es una dieta individualizada que se ajuste a vuestro metabolismo.

Lo único que os pido es que no hagáis tonterías, pues es la salud la que paga el pato. La desnutrición puede ser tan mala como la obesidad. Ahora bien, si os parece demasiado esfuerzo para librarse de un par de michelines, siempre os queda una buena liposucción, pero que sea con un especialista.

Un abrazo,

José Luis Celso

Bea no me come

--------- A.Prensibo@.com ---------

Estimado doctor Celso:

Gracias, ha logrado que Bea me permita alimentarme de nuevo. Lo que me preocupa es que ella sigue adelgazando y, aunque dice que ha dejado la sopa de cebolla, me da en la nariz que continúa enganchada. Al poco tiempo de recibir su carta seguí su consejo y dejé a un lado la dieta. Mejor aún, mi mujer ha empezado a dedicarse a la cocina. Prepara unos platos maravillosos, pero justo cuando nos sentamos a comer, no prueba bocado. Dice que cocinando va picando de aquí y allá y se le quita el apetito, así que me lo acabo zampando yo todo mientras ella va de un lado a otro haciendo mil cosas a la vez.

Porque ésa es otra, lleva unos días que no hay quien la pare. Si no está trabajando, está en el gimnasio y, cuando está en casa, se dedica a remodelarlo todo: cambia cuadros, muebles, estanterías... El otro día casi me acuesto sobre el carrito de las bebidas, porque no se le ocurrió mejor forma de pasar el tiempo que transformando nuestro dormitorio en una sala de estar. Tuve que recorrer toda la casa hasta descubrir que la cama estaba en el comedor y que las comidas se servían ahora en lo que hasta entonces había sido el salón.

Tengo la sensación de vivir con un *poltergeist.* Y no sólo por las mudanzas intradomiciliarias, sino porque físicamente Bea va tomando un aspecto fantasmagórico. Parece que la ha diseñado El Greco, de lo alargada que ha quedado, y con tan mala cara que la van a denunciar por plagiar la figura del conde de Orgaz. Lo increíble es que cree que sigue gorda.

Ya sé que mi mujer es de lo más estrafalaria, pero no le escribo para pedirle consejo matrimonial, sino porque ayer nos llevamos un buen susto.

Resulta que Bea parece que se ha saltado la regla este mes, así que creímos que estaba embarazada. Imagínese qué ilusión, un niño. Lo malo es que parece tan fantasmagórico como la madre. Hemos hecho tres veces las pruebas de farmacia y todas dan negativas. No sabemos lo que significa y nos gustaría que le hiciese unos análisis más específicos para averiguar qué pasa con el bebé.

Le saluda algo desesperado, pero atentamente,

Antonio Prensibo

--------- J.L.Celso@.com ---------

Apreciado Antonio:

Siento desilusionarte, pero me parece que no vas a tener un bebé, sino un problema. Por lo que me cuentas, Bea tiene todas las papeletas para tener una anorexia nerviosa. No creas que por tener treinta y tantos se salva. Por mucha fama que tenga de ser una enfermedad de niñas adolescentes, cada día se ven más casos en mujeres adultas e incluso en hombres. Suelen tener una personalidad muy característica; son inteligentes y muy trabajadores. Estudiantes número uno o profesionales emprendedores e inagotables que siempre están haciendo algo.

Es muy típico que se obsesionen con la comida en todas sus vertientes, no sólo con no tomarla. Se saben de memoria el valor nutricional de todos los alimentos y cómo combinarlos, lo que les convierte en auténticos *chefs*. Les encanta preparar platos estupendos que nunca prueban ya que tienen un miedo horrible a engordar. Ese terror es lo que les lleva a adelgazar brutalmente a base de combinar una dieta estricta, casi absoluta, con una actividad física excesiva y la toma indiscriminada de diuréticos o laxantes.

Pero, a pesar de convertirse en esqueletos andantes, tienen tan alterada la imagen de sí mismos que se siguen viendo orondos, por eso continúan con su régimen de vida incluso hasta la inanición más absoluta. En el caso de las mujeres, hay un síntoma que nos alerta de una pérdida de peso excesiva: desaparece la menstruación. Como ves, hasta el último detalle encaja con lo que le pasa a Bea; por suerte parece que estamos a tiempo.

La anorexia nerviosa requiere la intervención de varios profesionales, incluido un psicoterapeuta, y en los casos graves es precisa la hospitalización. No se trata de cualquier tontería y hay que frenarla antes de que vaya a más, por eso te pido que vengáis a verme lo más rápido posible. Cuanto antes nos pongamos en marcha, mejor. No te preocupes, ya que bien tratada tiene solución y dentro de nada tu mujer volverá a su ser y tus muebles a su sitio.

Un abrazo,

José Luis Celso

Golpe por todo lo alto

--------- A.Prensibo@.com ---------

Estimado doctor Celso:

Disculpe si meto algún gazapo, pero es que aún estoy algo mareado. Con este calor va mi mujer y decide hacer mudanzas. Y no es que pretendamos emigrar a un clima más fresco, ¡ojalá! El gran plan consiste en arreglar los armarios: sacar la ropa de verano y guardar la de invierno. Parece una tontería, pero le aseguro que un cambio de domicilio a Tokio no daría tanto quebradero de cabeza.

Bea se encaramó a la escalera e iba lanzando bolsas, maletas y cajas que yo recogía desde abajo con una habilidad que ni Cañizares. Cuando pareció quedarse sin proyectiles, de un salto se adentró a los fondos del altillo dispuesta a rebañar hasta el último bikini, momento que yo aproveché para desentumecer los músculos con un par de estiramientos. Me sentía en plena forma y no era cuestión de quedarme frío. Junté las manos tras la espalda y doblando el tronco hacia delante permanecí con los brazos en alto contemplándome la punta de los pies tan contento.

Segundos más tarde, me desperté con la nariz incrustada en la moqueta y un dolor de cabeza de los gordos. Me intenté incorporar y, justo cuando logré mantener la vertical, recibí una patada por todo lo alto que me devolvió a la posición de abatido. Al parecer, mi querida mujer no logró descalabrarme a su plena satisfacción al dejar caer la escalera sobre mi cabeza e intentaba rematar la faena a lo Ronaldo, pataleando como una posesa con medio cuerpo fuera del altillo. Gateé hasta la otra punta de la habitación, lejos de su alcance, antes de levantarme y venir a pedirle a usted que me recomponga los sesos, o me dé unos nuevos, que éstos están muy doloridos.

Por lo que he oído, un golpe en la cabeza no es ninguna tontería y yo llevo ración doble. ¿Me quedaré en coma?, ¿paralítico? Conteste pronto, por favor. Además, Bea no para de gritar. Pensé que tras veinte minutos de pataleta se cansaría, pero es inagotable, parece un ventilador y yo no me acerco hasta que cesen los aspavientos.

Le saluda algo desesperado, pero atentamente,

Antonio Prensibo

Apreciado Antonio:

No sé si ha sido el golpe que te ha trastocado, pero dejar a tu mujer colgando media hora de un altillo es de traca. La pobre pierde la escalera y tú la dejas allí abandonada. Vale, fue mala suerte que al caerse la escalera te golpeara, pero si vas y te levantas justo debajo de donde ella lucha por no despeñarse, lo mínimo que te puede tocar es una patada.

Es cierto que los golpes en la cabeza no son ninguna tontería, sobre todo si se pierde el conocimiento. Es raro que se rompa el cráneo, pues tiene una estructura muy resistente. A pesar de este magnífico casco, el cerebro puede lesionarse aunque el cráneo permanezca intacto, pues posee cierta capacidad de movimiento y un traumatismo muy intenso puede hacerlo chocar contra las paredes duras de hueso y lesionarlo. También pueden romperse pequeños vasos sanguíneos y producir una hemorragia. La gran mayoría de los golpes son leves, como el tuyo, y no tienen consecuencias.

Conviene que te hagan una exploración del sistema nervioso para comprobar que no hay daños gordos. Después debes permanecer cuarenta y ocho horas en observación, es decir, alguien tiene que vigilarte y ver cada dos horas que estás bien: que te mueves, que hablas, que te comportas... con normalidad. No es un capricho. Hay vasitos que se pueden romper con el golpe y sangrar poco a poco, de forma que no se nota nada raro en la primera exploración, porque los síntomas aparecen más tarde, cuando la persona está en su casa.

Dudo que encuentres a Bea muy dispuesta a cuidarte después de haberla dejado colgada como una percha toda la mañana. Tras rescatarla, veniros los dos para que le pueda explicar un poco lo importante que es, a ver si la convenzo. Mucho mimo no te dará, pero que, por lo menos, te eche un ojo de vez en cuando.

Un saludo,

José Luis Celso

Fauna de piscina

--------- A.Prensibo@.com ---------

Estimado doctor Celso:

Ayer sábado, Bea y yo aprovechamos que han abierto las piscinas para hacer un poco de ejercicio y tomar el sol. Nos sentó fenomenal, sobre todo porque en una mañana pasamos de tener una cara amarillo-flexo a un color más a tono con los seres vivos. Me sentía tan bien y... por qué no, cañón, que ni protesté cuando Bea me propuso cenar con su hermano y la plasta de su mujer.

Me pareció la ocasión ideal para restregarles mi nuevo *look* marbellí, sobre todo a Paula, que se cree la divina pomada en bote y sólo tiene halagos para sí misma. Tanto es así, que llegamos a los postres y todavía no se había dignado mirarnos a la cara.

Evidentemente, los que se pasan el día mirándose al ombligo lo tienen complicado para fijarse en los demás, y desde luego mi querida cuñada anoche no tenía la más mínima intención de hacerlo. Aproveché un instante en que dejó de hablar, probablemente para coger aire, y pude mencionarle lo de la piscina, acercándome para que no perdiera detalle de mi bronceado. No fue sólo un gasto de saliva, sino también un gran error, porque ella, sin dejar de mirar la tarta, dijo: «Estáis mal de la cabeza, en esos sitios lo único que hay son hongos.»

Se me cayó el tenedor de la mano y el moreno a los pies, así que blanco como antes corrí al cuarto de baño. Tras un examen completo, me descubrí una mancha marrón en el borde del pie y salí, saltando con él en la mano, en busca de la opinión de Bea. Para mi desgracia me encontré con la de Paula que, mirándome de reojo, me informó de que tenía «pie de atleta» y se sentó tres butacas más allá.

Llevo con la pata en alto desde entonces porque me da mucho asco tocar nada, pero, claro, así no hay quien duerma y he decidido matar el tiempo y mi angustia mandándole este e-mail. Creo que ahora voy a enfundarme el pie con una bolsa de plástico, así por lo menos podré bajarlo mientras espero su respuesta.

Le saluda algo desesperado, pero atentamente,

Antonio Prensibo

Apreciado Antonio:

Quítate inmediatamente esa bolsa del pie o, entre el calor y el sudor, realmente vas a coger un hongo que no tienes. Pásate por la consulta para que pueda asegurarme viéndolo por mí mismo, pero apuesto el bigote a que lo tuyo no es un pie de atleta por la piscina de ayer. Más que nada porque ese cuadro tarda unos días en dar la cara, no basta con una tarde.

Es cierto que se trata de una afección ligada a las piscinas. Lógico si recordamos que, igual que a sus primos mayores los champiñones, a estos parásitos les encantan los ambientes cálidos y húmedos. Es más, el contagio se produce indirectamente a través de suelos mojados (piscinas, duchas...), toallas o zapatos. Como todos estos factores son más frecuentes en los gimnasios, son sus clientes los más afectados, de ahí el nombre de «pie de atleta». Eso no quita que pueda aparecer en otras situaciones que favorezcan el calor y la maceración del pie, como el uso de zapatos muy cerrados en verano.

Por otra parte, la lesión que me describes no es la típica de este tipo de micosis o infección por hongos, que suele presentarse como una descamación entre los dedos de los pies, sobre todo entre el meñique y el anular. Por lo general pica y terminan formándose unas fisuras dolorosas. Existen otras formas menos típicas que aparecen como ampollitas o placas rojas con descamación, no sólo entre los dedos, sino también en la planta del pie, pero ni siquiera éstas coinciden con la tuya. Visto así sólo cumples el requisito de ser hombre y adulto, los afectados con mayor frecuencia, aunque eso no es suficiente para establecer el diagnóstico.

Para terminar, sólo recordarte que cuando vayas a la piscina te lleves para andar algún tipo de calzado resistente al agua y mantengas los pies lo más frescos y secos posible. Es fundamental evitar el contagio, pero una vez que aparece, no hay más que seguir el tratamiento adecuado, mantener los pies secos y asegurarnos de que no lo transmitimos a los demás.

Estarás de acuerdo conmigo en que semejante tontería no justifica una noche de insomnio a la pata coja.

Un saludo,

José Luis Celso

Un calor de locos

--------- A.Prensibo@.com ---------

Estimado doctor Celso:

No soporto el calor ni un minuto más. He invertido la paga extra en un aparato de aire acondicionado y, desde que lo instalamos, nuestras vidas han cambiado con un solo punto en contra: se ha limitado nuestro espacio vital. Para ser exactos, ha quedado reducido a su radio de acción: los diez metros cuadrados de salón. Ya podemos ver la tele, leer, escuchar música... sin temor a la lipotimia. De hecho, se está tan fresquito que también comemos y dormimos bajo el chorro de aire fresco.

Todo iba viento en popa hasta que ayer se desató la tormenta. Apareció mi suegra, más decidida que nunca a hacernos la vida imposible durante toda una semana. Desde que puso un pie en casa, no ha parado de quejarse, empezando por el chiringuito que tenemos montado en torno al aire acondicionado. Se empeña en que la gente normal no acampa en su propio salón, aunque el resto de la casa tenga el termostato en el nivel «infierno». Se ha negado a unirse a nuestra comuna familiar, así que tuvimos que instalarla en nuestra habitación, que se diferencia de un horno porque hay una cama en el centro. Con un ridículo ventilador como única arma, no teníamos esperanzas de encontrarla con vida al día siguiente.

Esta mañana, al ver que no venía a desayunar, fuimos a buscarla mientras nos asaltaban los titulares: «Matrimonio cocina pobre anciana», «Se deshacen de la suegra al *ast*». La sorpresa no fue encontrárnosla viva, sino enganchada a la persiana, subiéndola y bajándola como una posesa. A mí me pareció una variante interesante de aerobic, como el *step* pero en versión brazos. En cambio Bea, viendo que peligraba la persiana, su madre o ambas, se abalanzó sobre esta última y la apartó de la manivela.

En este momento está sentada en la cocina, pidiéndole a un tal Roberto que le sirva lo de siempre, con mucho hielo. Me parece evidente que a mi suegra se le ha frito el cerebro. Ahora tengo que dejarle, creo que le está haciendo el boca a boca al grifo y Bea necesita que la ayude o de lo contrario se beberá hasta la última gota del Canal de Isabel II.

Le saluda algo desesperado,

Antonio Prensibo

--------- J.L.Celso@.com ---------

Apreciado Antonio:

Lo mejor que puedes hacer es dejar a tu suegra enganchada al grifo. Tiene toda la pinta de estar más deshidratada que un pergamino. Con este calor es muy frecuente que ocurra, sobre todo a gente mayor. Algo peligroso, pues si los grados leves de deshidratación no van más allá de la boca seca y mucha sed, los más graves pueden llegar incluso a producir convulsiones y coma. Durante el verano perdemos enormes cantidades de líquido y el cuerpo reacciona evitando que el riñón excrete más agua y estimulando la sed.

En niños y ancianos, las posibilidades de deshidratación son mayores. Los primeros pierden más cantidad de agua y lo toleran peor; la gente mayor tiene alterado el centro de la sed, de forma que no sienten ganas de beber aunque se estén deshidratando. Al perder el agua y los minerales que lleva disueltos, las células no pueden funcionar como es debido. Las más sensibles son, cómo no, las del cerebro, produciéndose dolor de cabeza y somnolencia. Si se agudiza aparecen estados de confusión y desorientación, que es lo que experimenta tu querida suegra en estos momentos.

En esta época es muy importante beber abundante líquido; la gente mayor debe hacerlo periódicamente, aunque no tenga sed. Lo recomendable son, al menos, dos o tres litros diarios, siempre y cuando no haya problemas de riñón ni de corazón. En tu caso, además de dar de beber a tu suegra, conviene que me la traigas para que le hagamos un análisis, veamos hasta qué punto le falta agua y descartemos otras causas de desorientación. Lo siento, pero me temo que no te libras de ella por esta vez, ya que volverá a ser la misma dentro de nada.

Un saludo,

José Luis Celso

Juanes y Juanetes

--------- A.Prensibo@.com ---------

Estimado doctor Celso:

Ayer no se me ocurrió mejor idea que aprovechar las rebajas para comprarme un par de zapatos. He de confesar que mi belleza no radica en los pies precisamente. Más de una vez los he revisado buscando la firma de Miró o Picasso, pues sólo ellos son capaces de diseñar unos parecidos. Por esa razón sólo compro los zapatos a mi amigo Ramón, que lleva calzándome desde la infancia.

Entré en la tienda buscando sus patillas y su enorme bigote, pero sólo encontré las patillas de una tal Isabel, estupendas, por cierto. Una chica monísima, rubia, de ojos azul intenso. Con una sonrisa de oreja a oreja, me comunica que sus padres se han largado de vacacio-

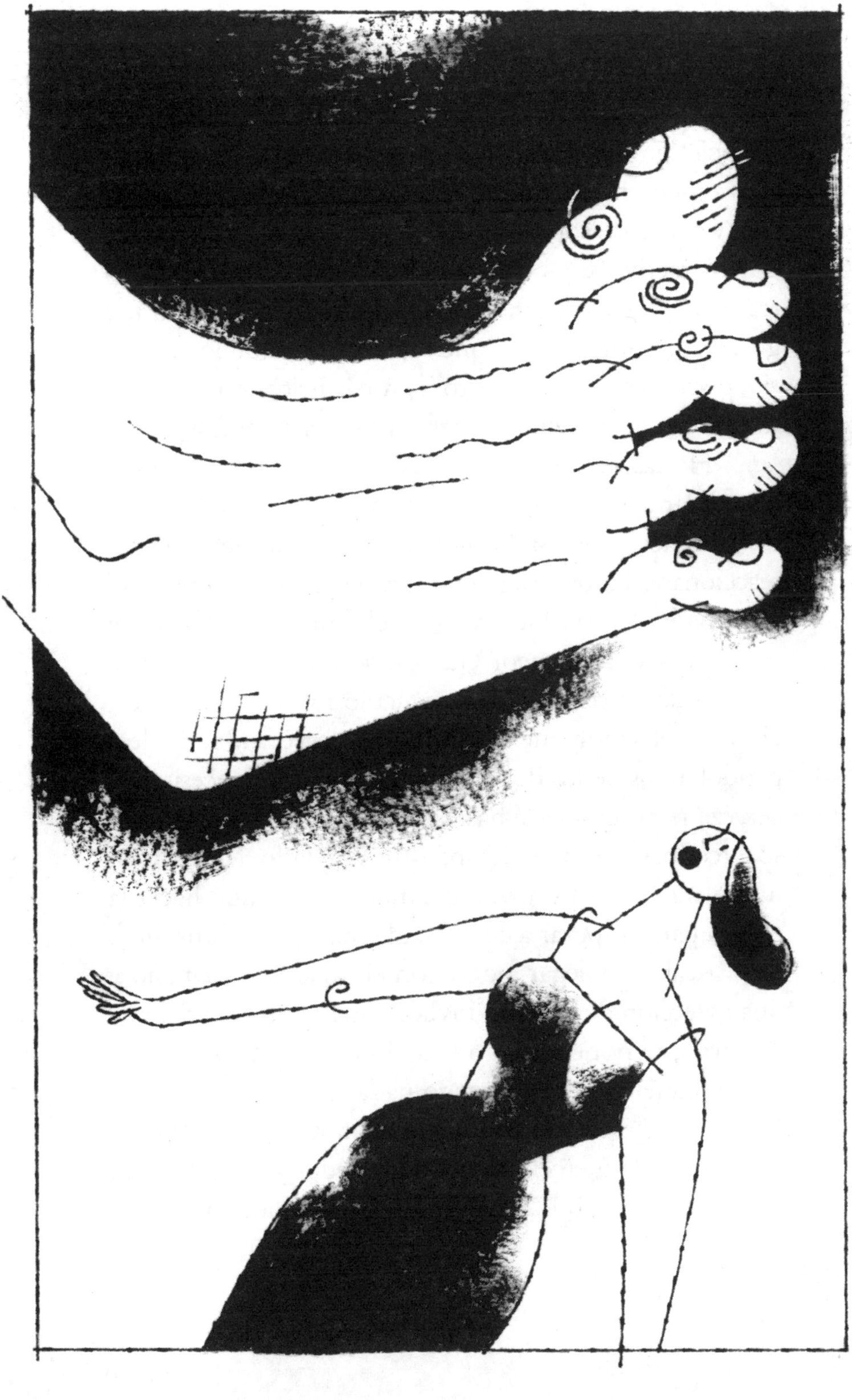

nes, dejándolas a ella y a su hermana Beatriz a cargo del negocio familiar. Sin más, me sentó en una silla y empezó a enseñarme el muestrario vaciando miles de cajas a una velocidad asombrosa. Entonces caí: no era una chica hiperactiva, eran dos ¡y gemelas! Sacaban un zapato tras otro, y yo ahí sentado, sin poder decir que no me gustaba ninguno. No es que fueran feos, todo lo contrario, pero no estaba dispuesto a probármelos. Antes muerto que sacar a relucir mis deformidades ante ellas.

Hartas de vaciar el almacén sin resultado, decidieron pasar a la acción. Isabel se abalanzó sobre mi pie derecho decidida a sacarlo del mocasín. Sin tiempo para reaccionar, sólo pude agarrar el zapato cuando ya no quedaba nada dentro. No creo que el fantasma de la ópera se sintiera mucho peor cuando se quedó sin máscara delante de Christine. El espectáculo recordaba al anuncio ése del señor que se toma una cerveza y se le despendolan los dedos de los pies. Los míos no necesitaban cerveza para retorcerse hasta casi trenzarse. Fue espantoso, creo, pero no tuve tiempo de averiguarlo. Mocasín en mano me dirigí lo más dignamente que pude hacia la puerta para empezar a correr nada más cruzar el umbral.

Acabo de llegar a casa con el zapato en la mano y una colección de indefinidos adherida a la planta del pie. Tendré que ponerme la antitetánica. Según mi mujer, tengo juanetes. Pero no tengo nada que ver con ningún Juan y mucho menos con un «Juanete». Cómo es la gente: a uno se le tuercen un poco los dedos y ya se piensan que se le tuerce todo. Por favor, necesito saber qué tiene que ver Juan con mis pies y si hay algo para enderezarme los dedos.

Le saluda algo desesperado, pero muy macho (que quede claro),

Antonio Prensibo

--------- J.L.Celso@.com ---------

Apreciado Antonio:

Debes ser el único español que no sepa lo que son los juanetes, sobre todo teniendo uno. En medicina se llama *hallux valgus*, es decir, «desviación del dedo en valgo» o, lo que es lo mismo, cuando la uña apunta hacia el meñique en lugar de al frente. Suele empezar en la adolescencia por el crecimiento rápido de los huesos y es favorecido por particularidades estructurales de cada uno y un calzado demasiado apretado en la punta. Es más frecuente en mujeres por sus articulaciones más laxas y la tendencia a llevar tacón alto.

Lo habitual es que se deforme el dedo gordo, de manera que su base va migrando hacia el lateral, presionando cada vez más contra el zapato. Con el roce, es frecuente que la articulación se inflame, duela y haga callo. Con el tiempo, el primer dedo se va lateralizando más y más, empujando a los otros, que se amontonan como pueden. Al final se puede llegar a tal enredo que el pie queda inútil para la marcha, además de muy dolorido. En tal estado, lo mejor es operar para devolver cada dedo a su sitio. Mejor aún es no llegar a ese extremo, evitando zapatos estrechos o con mucho tacón. Para casos intermedios existen una especie de prótesis que evitan que el dedo se vaya torciendo cada vez más.

Me gustaría ver tus pies. Aunque no me llamo Ramón ni tengo bigote, espero que por una vez te quites los zapatos en mi presencia, en lugar de subirte a la camilla con ellos puestos, como de costumbre. Creo que la ocasión lo merece.

Un saludo,

José Luis Celso

Con la soga al cuello

--------- A.Prensibo@.com ---------

Estimado doctor Celso:

Hoy no tengo más remedio que escribirle desde la oficina. No importa lo que diga el jefe. Además, si estoy así es precisamente por su culpa y el dichoso informe que he tenido que redactar esta mañana al alba, pues don Enrique esperaba encontrarlo sobre su mesa nada más entrar. Llevo desde las seis tecleando como un poseso en un zulo de dos por dos sin aire acondicionado. Todo por la manía de ahorrar electricidad como sea, incluso a expensas de envasar herméticamente el aire de la oficina. Estaba agobiadísimo, tan asado de calor que me sobraba hasta el último pelo de la cabeza, pero lo más molesto era el cuello. Incluso me planteé si me había puesto una corbata o una soga. Cuando no pude más, me la quité y de paso descubrí lo bien que sienta respirar un poco.

Pero el momento de placer duró poco, porque me pilló el jefe y me obligó a encorbatarme de nuevo. Maldita la hora, aquello era insoportable, no sólo por la sensación de ahogo, sino porque además me escocía una barbaridad. Antes de sucumbir a la tentación de arrancarme la camisa, le pedí a un compañero que mirara a ver si tenía algo. Iván se asomó, dio un salto olímpico y, guardando las distancias, me informó de que tenía un parche rojo lleno de ampollitas.

Cuando me interesé por la razón de tan atlética reacción ante unas vesiculitas, me contó cómo su padre había tenido algo muy parecido en las costillas y resultó ser un herpes. Siguió contando que aquello dolía una barbaridad, que no se curaba sino que salía una y otra vez. Tuve que buscar el apoyo de una silla para seguir escuchando más o menos erguido el resto de la vida y milagros del bicho ése, que viene con todos los extras, incluso es contagioso.

Le pido que me recomiende algo para cuando venga el dolor. Intento recordar dónde me he podido autocontagiar, pero como no me acuerdo he decidido no tocarme en ningún lado y me paseo con movimientos de autómata. No sé si será por eso que todos me miran de forma extraña, o quizá Iván haya decidido instruir a la oficina en Herpología utilizándome de ejemplo.

Le saluda algo desesperado, pero atentamente,

Antonio Prensibo

Estimado Antonio:

Dale las gracias a tu amigo por no haberse dedicado a la Medicina. Espero que su ojo para los negocios sea mejor que el clínico, que deja bastante que desear. Al menos tenía razón en una cosa: el herpes zóster produce ampollitas y duele, pero desde el principio. Por eso y otros factores, me inclino a pensar que lo que tienes tú se trata más bien de un eczema irritativo de contacto.

Es una afección banal que cursa con placas rosadas, más o menos abultadas, que, por lo general, tienen unas escamitas blanquecinas en la superficie, si bien en fases iniciales aparecen unas vesiculitas transparentes que después se secan. Los eczemas en general se caracterizan por un picor muy intenso que puede incluso despertar al paciente por la noche. Pero esta variedad no es tan agresiva y, normalmente, no pasa de una molestia manifestada como quemazón o escozor.

Los eczemas pueden aparecer en varias situaciones, sobre todo en los pacientes llamados «atópicos»; con tendencia al asma alérgico y a la alergia primaveral. En la mayoría los síntomas aparecen desde la infancia. Al no ser éste tu caso, me inclino más por la variedad producida por ciertos agentes físicos o químicos que irritan la piel. No te cuento la cantidad de cosas que eso incluye: ácidos, detergentes, aceites, plantas, medicamentos tópicos, insectos, temperaturas extremas, la fricción, la sequedad, el exceso de humedad, el sol o hasta la mismísima agua. Todas ellas producen lesiones eczematosas en el punto de contacto que no se extienden a áreas vecinas.

Conociendo la causa, es fundamental que evites cualquier cosa que pueda irritar más la zona y vengas a visitarme, pues ya sabes que me gusta verte en persona antes de mandarte un tratamiento. Sobre todo en este caso en que el mismo puede tener sus efectos secundarios a pesar de ser tópico. Pero no hace falta que salgas escopetado hacia aquí ni que sigas dando el espectáculo en la oficina, porque ni es grave ni contagioso. No es más que una reacción de la piel. Para ella el roce del cuello y el calor es como don Enrique para ti, un irritante.

Un saludo,

José Luis Celso

Ligoteo involuntario

--------- A.Prensibo@.com ---------

Querido doctor Celso:

Hace ya una semana que estoy incomodísimo. Sé que está muy ocupado y le aseguro que he hecho grandes esfuerzos para no molestarle, pero es que tengo un ojo que no para quieto.

Desde hace unos días noto unas palpitaciones en el párpado superior. No es la primera vez, pero ahora me pasa con más frecuencia. Cada dos por tres se me dispara el ojo y se pone a vibrar como un loco. Necesito que me lo resuelva lo antes posible.

Ya es bastante molesto el tembleque ocular constante, pero es que además en la oficina han empezado a correr rumores sobre mi persona. Como encargado de Personal, anteayer entrevisté a una candidata a la vacante en Cuentas. Sólo le diré que todas sus cualidades no se limitaban al *curriculum*. Como hombre no pude pasarlo por alto, pero eso sí, como hombre casado lo intenté y como profesional lo disimulé como pude. Más bien cuanto pude porque, maldita mi suerte, justo cuando pasamos al apartado «estado civil», el párpado entró en acción.

De pronto me vi guiñándole el ojo a quinientas revoluciones por minuto. No había manera de pararlo, ni mirando para arriba, ni hacia abajo, ni cerrando o abriendo fuerte los ojos.

No sé cuánto tiempo estuve emulando a Jim Carrey, pero cuando terminé me encontré ante una silla vacía, una puerta abierta y una nota que decía «Les agradezco su oferta, no se molesten en llamarme, ya me pondré en contacto con Vds.». Desde entonces no puedo dirigirme a la gente sin montar el espectáculo. Empiezo a hablar y en el momento más inoportuno, ¡zas!, el ojo entra en acción. Ninguna mujer se atreve a venir sola a mi oficina, ni siquiera mi secretaria, con la cual tengo que comunicarme a distancia o salir a una zona pública.

Estoy preocupadísimo. No porque posiblemente me pongan de patitas en la calle por agresión sexual en masa, sino porque no paro de pensar que tanto movimiento se debe a un tumor muscular o nervioso que se ha descontrolado. Me gustaría saber cuándo puede darme cita para unos análisis, un escáner, una resonancia o lo que sea que necesite para diagnosticarlo.

Le ruego que me responda pronto, antes de que me echen de aquí y me quede sin acceso a internet.

Una vez más le saluda algo desesperado, pero atentamente,

Antonio Prensibo

--------- J.L.Celso@.com ---------

Apreciado Antonio:

Veo que eres víctima de la epidemia del momento: el síndrome prevacacional. Éste es un mes muy malo para los que nos toca seguir trabajando y el cansancio se nota. Es normal que a estas alturas uno esté harto, sin ganas de nada y encima estresado. Esos «guiños» de los que me hablas no son otra cosa que una manifestación de la fatiga muscular que se asocia a situaciones de tensión. Aparecen aunque uno no tenga conciencia de estar agotado ni inquieto. Este tipo de temblores, llamados «mioclonias», no son más que pequeñas descargas eléctricas de origen nervioso que, por sí solas, no tienen mayor importancia. Lo único que debes hacer es descansar, relajarte y, en cuanto te sea posible, marcharte de vacaciones. Ya verás como en la playa el párpado deja de jugarte malas pasadas, porque estarás más tranquilo, pero sobre todo porque con Bea encima sería un suicidio ir guiñando el ojo a diestro y siniestro.

Respecto al acoso sexual, tengo una solución más inmediata: deja de hacer el ganso. Es muy incómodo hablar con alguien que mueve los ojos como la niña de *El exorcista*. Ten en cuenta que la gente no nota los temblores, sólo los gestos que haces para evitarlos. Cuando te vuelva a pasar, no des el espectáculo ni te preocupes, espera a que pare solo y verás qué pronto recuperas tu imagen y a tu secretaria.

Un abrazo,

José Luis Celso

¡Buen viaje!

--------- A.Prensibo@.com ---------

Estimado doctor Celso:

A ver si me resuelve un pequeño dilema que me ha surgido. Dentro de escasas horas me voy de vacaciones. Mi mujer y yo pasaremos tres semanas en la playa en casa de unos amigos y he pensado llevar un botiquín por si las moscas. Son muchos días y nunca se sabe lo que puede pasar. Me he metido en internet en busca del perfecto *kit* de supervivencia vacacional.

Tras cuarenta y ocho horas de navegación, he logrado reunir todo lo recomendable en sólo dos maletas. Creo que llevo lo fundamental, aunque por razones de espacio he tenido que renunciar a un par de cosillas, como la botella de oxígeno. Es una pena porque el mar es muy traicionero; en cuanto te descuidas te engulle y viene de perlas tener a mano un poco de aire. Pero no ha habido forma de convencer a Bea. Se ha cogido un berrinche de los gordos. Dice que este año no piensa recorrerse la península en una especie de UVI móvil y me ha limitado el volumen del material sanitario.

Aun reduciendo mi equipaje a un cepillo de dientes de bolsillo para sustituir el resto por medicinas, no he logrado que quepa todo en el maletero. Mi mujer se niega a llevar menos de tres maletas que con las dos de medicinas sobrepasan la capacidad del coche. Me queda por meter los yesos, el maletín de cirugía menor y el desfibrilador. Imagine qué peligro, le da a alguien un infarto y yo sin desfibrilador. Le ruego que llame a mi mujer y la haga entrar en razón. Salir así, a medio equipar, de vacaciones, es correr riesgos innecesarios.

Le saluda algo desesperado, pero atentamente,

Antonio Prensibo

P. D.: Según lo que dicen en internet, antes de salir de viaje hay que asegurarse de que se llevan todas las vacunas reglamentarias del lugar de destino. ¿Cuáles hay que ponerse para Benidorm? ¿Malaria? ¿Varicela? ¿Rabia? ¿Moquillo?

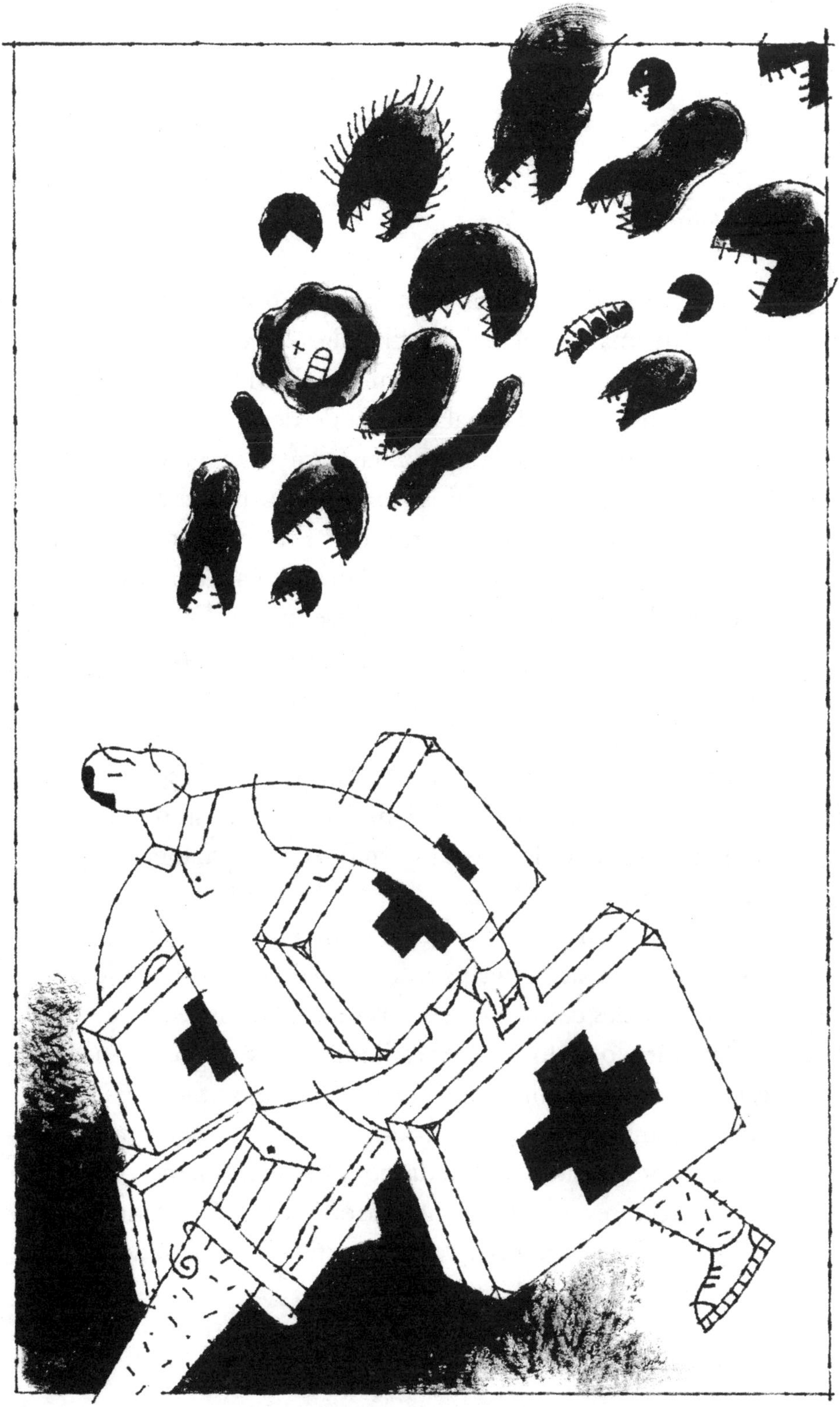

Apreciado Antonio:

¿Cómo diablos has conseguido un desfibrilador? Claro que imagino el peligro. El peligro de que vayas por ahí soltando chispazos sin ton ni son. Pobrecito del desgraciado que tenga la mala suerte de desmayarse en tu presencia. Además de la lipotimia, corre el riesgo de que le caigan treinta mil voltios sin comerlo ni beberlo. Y ¿dónde vas con material quirúrgico? Eres capaz de operar de apendicitis al infeliz que, por una gastroenteritis, se queje de dolor de tripa en tu presencia.

Bea tiene toda la razón: la utilidad de un botiquín de viaje es poder solucionar los pequeños desajustes de salud que surgen lejos del hogar, no operar a corazón abierto durante las vacaciones. El objetivo no es cargar con un arsenal de medicinas y material inútil, sino tener a mano una serie de utensilios que sepamos manejar en caso de necesidad.

Cada botiquín debe llevar lo que mejor se ajuste a las circunstancias del viaje y de los viajeros. Hay modelos que puedes comprar y completar según tus requisitos o elaborártelo todo tú. Debes llevar una serie de medicamentos de uso común como analgésicos, antimareos y antihistamínicos, así como compresas estériles, desinfectante, tiritas, vendas, esparadrapo, pinzas, repelemosquitos, protectores solares, termómetro y tijeras. Según donde se viaje harán falta cosas como pastillas potabilizadoras o solución rehidratante. Se completa todo con las medicinas que cada viajero use normalmente, prestando particular atención a niños y ancianos.

En el caso de Benidorm, no me consta catalogado como lugar de alto riesgo. Creo que puedes dejarte en casa la incubadora plegable y el aparato de escáner. Tampoco tienes que vacunarte contra la malaria ni contra la fiebre amarilla. Con un buen protector solar y un gorro tendrás cubiertos la mayoría de los riesgos propios de la zona. De todas formas pongo rumbo a tu casa para ayudarte a seleccionar lo que debes llevar.

Un saludo,

José Luis Celso

Al rojo vivo

--------- A.Prensibo@.com ---------

Estimado doctor Celso:

Mi consulta de hoy es porque estoy muy quemado. Hartos de la ciudad y del trabajo, decidimos empezar lo antes posible las vacaciones. Salimos a eso de las cuatro de la madrugada para evitar atascos. El resto de España hizo lo mismo y nos reunimos todos en la carretera a ver pasar el tiempo y, más tarde, a sufrir el calor. Entre el madrugón, las horas al volante y el sofocón, sólo teníamos fuerzas para caer inconscientes sobre la toalla.

Pensé que la siesta me había sentado de cine, hasta que llegó la hora de acostarse y, al meterme en la cama, noté las sábanas como si fueran de esparto. Tuve que hacer malabarismos hasta conseguir que el contacto piel-sábana fuera el mínimo imprescindible. Pero, justo en ese momento, a Bea le entró un arrebato de cariño y saltó sobre mí. Yo, a mi vez, lo hice sobre la mesilla de noche con un alarido tal, que mi mujer desapareció de escena. Sobre los despojos de la mesita, sujetando la lámpara y sin atreverme a mover un músculo, empecé a llamar a Bea. Algo asomó por el borde de la cama. La enfoqué con la lámpara a ver si era ella. Un grito, un insulto y varios tacos me indicaron que la identificación era positiva. Intenté explicarle mi dolorosa situación, pero lo único que conseguí fue que me lanzara un bote de crema a la cara y se fuera a dormir.

Me he pasado el resto de la noche untándome de arriba abajo, salvo la espalda, que es donde más me escuece. He decidido «encremar» la camiseta por dentro y ponérmela. Creo que el resultado no ha sido muy bueno: la tengo pegada a la espalda y, ahora que se absorbió toda la crema, no me la puedo quitar sin desollarme. No quiero pasar el resto de mi vida pegado a esta camiseta «Recuerdo de Benidorm». ¿Qué puedo hacer para salir de aquí? ¿Se me caerá la piel a tiras? Seguro que ahora me sale un cáncer. No volveré a tomar el sol, adoptaré el estilo de vida del champiñón y me mantendré alejado de la luz en un lugar fresco y húmedo.

Le saluda algo chamuscado, pero atentamente,

Antonio Prensibo

-------- J.L.Celso@.com --------

Apreciado Antonio:

Sal de la fresquera. El sol también tiene sus ventajas, como favorecer la síntesis de vitamina D, tan importante para el crecimiento de los niños y para mantener unos huesos fuertes, evitando el raquitismo y la osteoporosis. Por otro lado, estimula el metabolismo de las proteínas, la eliminación del ácido úrico, la producción de anticuerpos e incluso le va de maravilla a ciertas afecciones reumáticas y cutáneas como la psoriasis o la dermatitis atópica. Por si fuera poco, también nos relaja y pone de buen humor.

Lo malo es que hasta el sol tiene un lado oscuro. Después de un duro día trabajando el moreno, podemos llevarnos a casa algo más que buen color. A corto plazo suelen aparecer quemaduras, alergias, piel engrosada, predisposición a ciertas infecciones cutáneas y/o una bonita insolación. Pero lo peor aparecerá con el tiempo: piel más vieja, fláccida y llena de arrugas o, lo que es peor, un cáncer cutáneo.

Y es que el sol, cuando entra en nuestra piel, destruye sus células y su estructura. Ante tal agresión, el cuerpo reacciona dispuesto a vender caro el pellejo. Se protege sacando su sombrilla particular, la melanina. Pero los mecanismos de defensa cutáneos no son infalibles; además, tardan en aparecer, así que los rayos UVA tienen tiempo de dañar las células, incluidas las encargadas de proteger la piel contra las infecciones por hongos y bacterias.

Lo ideal es broncearse gradualmente, evitando las quemaduras solares, que nos indican que la piel ha sido agredida más allá de su capacidad de resistencia. Por lo que me cuentas, éste es tu caso, así que te recomiendo que, sin encerrarte en un sótano, evites el sol durante unos días. Cuando termines de pelarte puedes volver al sol, siempre y cuando te pongas un buen factor de protección (FP-15 mínimo).

Un saludo,

José Luis Celso

P. D.: Para librarte del «Recuerdo de Benidorm» y conservar el pellejo, lo mejor es meterse en la ducha y, tras mojar la camiseta, ir despegándola poco a poco. Por otro lado, la hidratación no te vendrá mal.

Las venas del verano

--------- A.Prensibo@.com ---------

Querido doctor Celso:

Todavía estoy de vacaciones. Bea y yo nos dedicamos a sacudirnos el estrés cada día junto con las diez toneladas de arena que cosechamos tras una dura jornada de playa. Nada como pasar el tiempo leyendo sentado a la orilla del mar, tomando unas cañas en el chiringuito y durmiendo la siesta bajo el sol. La intención de esta carta no es restregarle mis vacaciones, aunque lo parezca. Le cuento mis actividades diarias para que vea que la consulta de esta vez no puede deberse a los nervios. La situación más tensa que puedo sufrir es decidir qué me pongo para cenar. Lo que sí me tiene algo alarmado es que noto que últimamente se me hinchan las piernas, están llenas de cordoncillos abultados y las noto más pesadas. A mi madre le pasa lo mismo, y la verdad es que no me apetece nada empezar con los achaques de una señora de ochenta.

Tengo la sensación de que todo el mundo se fija en mis piernas y no por lo estéticas que son precisamente (la cosa es grave, porque estoy empezando a entender a las mujeres). Como tumbado desaparecen todos esos bultos, he decidido no levantarme de la toalla. Pero por mucho que me apeteciera descansar, no puedo pasarme lo que me queda de vacaciones encadenado al suelo. Hay cosas que no se pueden hacer así, en horizontal, y le aseguro que la lista es un rato larga.

Le saluda algo desesperado, pero atentamente,

Antonio Prensibo

--------- J.L.Celso@.com ---------

Apreciado Antonio:

Los cordones de los que me hablas no son otra cosa que venas dilatadas y tortuosas, que todos conocemos como «varices». Aunque son más frecuentes en las mujeres, sobre todo durante el embarazo, también las vemos en algunos hombres. Favorece su aparición todo aquello que produce una sobrecarga de sangre en los vasos superficiales y acaba dilatándolos. Como el calor también los dilata, los problemas se acentúan en verano. Eso no es todo; existe, además, cierto componente hereditario, así que me temo que por parte de madre has heredado algo más que los ojos azules.

Lo que debes hacer es evitarle a tu sistema circulatorio todo aquello que pueda dañarlo y echarle una mano con una serie de medidas que lo beneficien. Ahí va una lista de lo que debes y no debes hacer.

NO: Estar mucho tiempo de pie o sentado con las piernas cruzadas; permanecer en ambientes demasiado calientes; llevar cinturones apretados ni nada que comprima el abdomen; transportar cargas pesadas; usar calzado estrecho o, por si te interesa, con demasiado tacón, y comer en exceso, sobre todo grasas, dulces y sal, o tomar demasiado alcohol, café y té.

SÍ: Pasear y hacer deporte al aire libre con frecuencia, sobre todo nadar y andar; al sentarte, colocar las piernas en alto y cuando te tumbes hacerlo con los pies más elevados que la cabeza; llevar calzado cómodo y sólido, o mejor, andar descalzo cuando puedas; dieta baja en calorías, rica en fibra; duchas frías, especialmente por la mañana, y usar medias de circulación (en invierno, claro, ahora harías el ridículo).

Además te sentarán de maravilla una serie de ejercicios muy sencillos: túmbate boca arriba, levanta las piernas y, manteniéndolas estiradas, sepáralas y júntalas unas quinces veces. También puedes hacer la bicicleta otras quince. Cuando no tengas más remedio que estar de pie, prueba a girar un pie y luego otro, o bien a bascular el peso de los talones a las puntas y ponerte de puntillas.

Me gustaría verte a la vuelta de vacaciones para comprobar si no hay una causa específica que te cause las varices, ya que en ese caso habría que tratarlas. Además, así veo si basta con estas recomendaciones o eres candidato a la cirugía. Llámame cuando llegues, estaré aquí bajo el aire acondicionado. No tendré playita pero tampoco varices.

Un abrazo,

José Luis Celso

Al rojo vivo II

--------- A.Prensibo@.com ---------

Estimado doctor Celso:

Hace una semana que la piel se me cae a trizas, parezco un reptil. Creo que me falta poco para transformarme en un personaje de *V* (confío en que no me dé por comer ratas). Una vez lograda mi nueva piel, intenté bajar a la playa y disfrutar de los días que me quedaban, pero no hubo manera. Mi mujer me perseguía con varios botes de crema. No contenta con eso, no dejaba que me quitase la camiseta, me compró un gorro horrible y limitó mi espacio vital a la sombrilla.

En un momento de inspiración revolucionaria, se me ocurrió darme un chapuzón. Mi camiseta y yo cortamos las olas con decisión hasta que dejé de hacer pie.

Ella empezó a dar de sí chupando todo el agua. Teniendo en cuenta que la inmensidad del océano estaba a su disposición, la cosa se puso fea. Cuando las letras de «Recuerdo de Benidorm» alcanzaron el metro de diámetro, la camiseta ya me tenía agarrado y empezó a tirar de mí hacia el fondo. Era como el calamar gigante del capitán Nemo en versión poliéster. No había manera de librarse de aquello. Forcejeé, nada. Me retorcí, error, en la agitación perdí el agujero de la cabeza. Encontré el de una manga, se me atascó la nariz y, cuando estaba a punto de sucumbir, algo tiró de mí.

¡Aire! Por lo visto, un salvavidas al ver mi espectáculo dio el aviso de «Tiburón». Todos salieron despavoridos del agua excepto el intrépido joven que se lanzó al rescate… en barca (he dicho intrépido, no idiota). Cuando mi salvador y yo llegamos a la orilla, la playa entera esperaba en la arena ávida de noticias. Libre al fin de la camiseta, bajé de la barca sacando pecho y conté mi experiencia. Bueno, más o menos. No puedo ir por ahí diciendo que casi me ahoga una camiseta del «Todo a 100». Les conté cómo me había enfrentado a la bestia marina decidido a morir con las chanclas puestas, hasta que me rescataron. A la gente le encantó, no sé cuántas horas pasé repitiendo mi historia por la playa. Tuvieron que ser bastantes, ya que me he vuelto a quemar.

Necesito que me envíe alguna recomendación para que esto no vuelva a ocurrir. Estoy harto de ser una gamba dolorida y de que Bea no pueda expresar libremente cuánto admira al héroe de su marido.

Le saluda algo desesperado,

Antonio Prensibo

--------- J.L.Celso@.com ---------

Apreciado Antonio:

Comprendo que ésta sea una mala racha. Pasarse el verano chamuscado y quedar intocable justo cuando Bea tiene un momento de adoración hacia tu persona, no es ideal. Lo siento, pero ¿qué esperabas? Si se tontea con el sol acaba uno por quemarse. He aquí una serie de reglas a seguir si pretendes conservar algo de piel.

Antes de tomar el sol:

— Aplicar crema hidratante y no ponerse productos con alcohol (desodorante...).

— Elegir el protector solar más adecuado según el tipo de piel y el tiempo que se vaya a tomar el sol. Aplicarlo sobre la piel bien seca treinta minutos antes de la exposición.

Mientras tomamos el sol:

— Durante los primeros días no abusar, quince

minutos son suficientes. Después se irán aumentando gradualmente. Evitar las horas más peligrosas: entre las doce y las cuatro. Ojo, el agua y la arena reflejan los rayos aumentando sus efectos.

— Beber con frecuencia para compensar la pérdida de agua y evitar la deshidratación.

— Durante la primera semana utilizar un protector alto, incluso en los días nublados. Las nubes no frenan los rayos ultravioleta. Aplicarse la protección cada dos o tres horas y cada vez que salgamos del agua o sudemos mucho, siempre secando bien la piel antes. No olvidar las zonas más sensibles: cara, cuello, calva, escote, orejas y tobillos.

— Proteger los ojos con gafas de sol adecuadas, los labios con barras fotoprotectoras y el pelo con sombreros o productos específicos (el gorro de Bea te va de perlas).

— Evitar quedarse inmóvil boca arriba (es decir, NO DORMIRSE). Si nos movemos, toleramos mejor el sol porque no machacamos siempre la misma zona.

— Prestar especial atención a niños y personas mayores, que son más proclives a quemaduras, deshidratación e insolaciones.

Después de tomar el sol:

— Darse una ducha de agua tibia y aplicar una crema hidratante.

— Tener especial cuidado con la cara y el contorno de ojos.

Como verás, son normas fáciles de seguir y un seguro de vida cutáneo. Por el momento, ya sabes, como un champiñón: en lugar fresco, húmedo y lejos de la luz solar.

Un saludo,

José Luis Celso

Volver a casa... corriendo

--------- A.Prensibo@.com ---------

Estimado doctor Celso:

Aquí me tiene, de vuelta a la cruda realidad, que por cierto se me presenta más cruda que nunca. No sólo se me han acabado las vacaciones, cosa bastante desagradable, sino que además voy a reiniciar la vida laboral con muy mal pie. Ayer, sábado, fuimos a la boda de unos amigos. Lo pasamos en grande, hasta que me empecé a encontrar fatal.

Bea está indignada. Según ella, me lo merezco por beberme hasta el agua de los floreros. Pero, ya me explicará usted. ¿Qué otra manera hay de sobrevivir a una boda? Por otro lado, es mera cuestión de cortesía. Es de mala educación ser testigo sobrio, de esos que se acuerdan después de los efectos del alcohol en el resto de los invitados. Bea se empeñó en evitarme o evitarse el ridículo bajándome la borrachera a base de fulminarme con la mirada y atiborrarme de pasteles.

Personalmente, creo que salí perdiendo con el cambio. Pasé de estar felizmente mareado a mareadísimo, dolorido y de lo más desdichado. La noche la he pasado debatiéndome entre las náuseas y los retortijones, pero el amanecer ha sido peor. A la resaca de turno, con la que todos contamos, se ha sumado un factor sorpresa: tengo, y perdone la expresión, una tripotera de espanto.

Por parte de Bea no recibo consuelo alguno, todo lo contrario, me sigue mirando con mala cara y me llama «crío». Según ella, he decidido pasar la peor noche de mi vida por culpa de los nervios de empezar el trabajo mañana. Si algo me ha quitado la angustia del trabajo es el tener que correr los cien metros lisos hasta el cuarto de baño cada quince minutos, aunque, ahora que lo pienso, el tener que hacerlo también mañana en el trabajo sí que me pone bastante nervioso. Por eso, le ruego que me recete algo para parar esto.

Le saluda algo desesperado, pero atentamente,

Antonio Prensibo

--------- J.L.Celso@.com ---------

Apreciado Antonio:

Por lo que leo, además de los nervios que nunca te abandonan, parece que eres víctima de una gastroenteritis. Es más, seguro que otros de la boda han corrido tu misma suerte. Lo que me cuentas es bastante sospechoso de intoxicación alimentaria, probablemente por una bacteria llamada «*Estafilococo aureus*». Se trata de un microorganismo que puede contaminar algunos alimentos, como la carne y, sobre todo, la nata de los pasteles. A diferencia de la famosa salmonella, este bicho da síntomas muy pronto, en las primeras seis horas, y no suele provocar fiebre. Eso no quita que te las haga pasar canutas a base de vómitos, retortijones y diarrea. Suerte que es un cuadro autolimitado y en un par de días estarás como nuevo.

Hoy no debes tomar nada excepto mucho líquido. Compra suero oral en la farmacia o prepara en casa limonada alcalina con un litro de agua, el zumo de un limón, una cucharadita de bicarbonato, una pizca de sal y sacarina a tu gusto, porque sabe a rayos. Tienes que engullir al menos dos litros de cualquiera de los dos mejunjes por día. En los días siguientes irás reintroduciendo una alimentación más sólida, empezando por arroz, jamón de York y pescado, dejando los lácteos para el final, tras tres o cuatro días sin diarrea.

Si tienes muchos vómitos o diarrea muy abundante, ven a verme para que te recete algo que lo frene, pero no tomes nada por tu cuenta, ya que la diarrea es el mejor método para eliminar la bacteria. Por otro lado, debes venir también si empiezas a tener fiebre, deposiciones con moco, pus y/o sangre, síntomas que no sean gastrointestinales o si la diarrea te dura más de dos semanas. Es estos casos tendremos que buscar otro culpable y tratarlo adecuadamente. Ya sólo me queda desearte que te mejores y que te sea muy leve mañana el trabajo, si llegas.

Atentamente,

José Luis Celso

Alta tensión

--------- A.Prensibo@.com ---------

Estimado doctor Celso:

Créame si le digo que esta vez he procurado seguir sus indicaciones y no sacar las cosas de quicio, de veras que sí, pero estoy muy grave y necesito su consejo. Hace una semana que mi jefe ha decidido tomarse unas vacaciones extras. El muy cara se largó diciendo: «Menos mal que estás tú aquí, Antonio. Me voy más tranquilo.» Pues qué alegría saber que al menos alguien se queda tranquilo, porque lo que soy yo, estoy de los nervios. Como dice el romance del prisionero: «...Ya no sé cuándo es de día ni cuándo las noches son», pues no salgo de esta maldita oficina ni para comer. Yo no hago horas extras, sino días; me tienen secuestrado toda la semana.

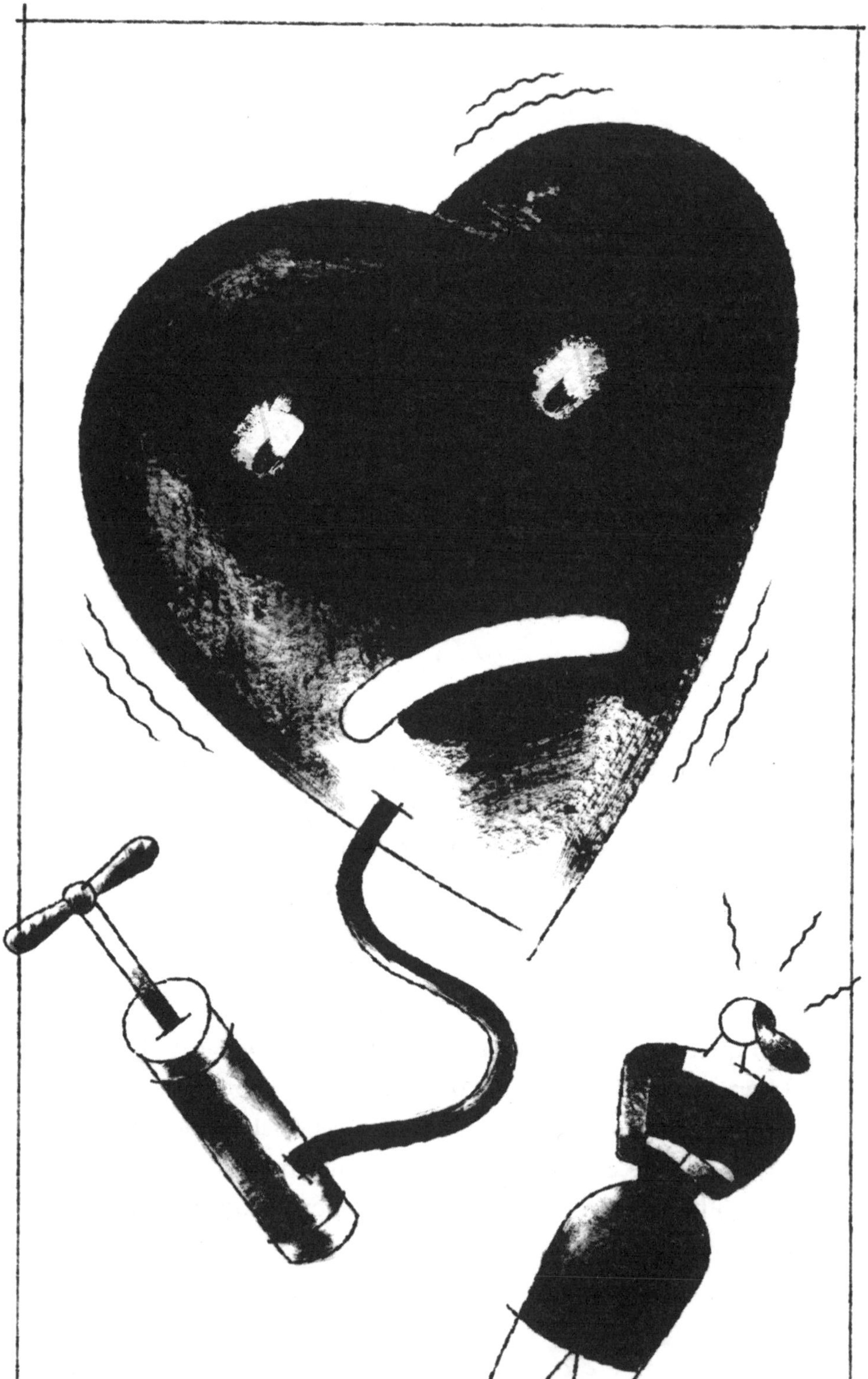

Como es lógico, llego a casa con un dolor de cabeza espantoso y, aunque mi mujer me mira con mala cara, me voy directo a dormir. Ayer llegué más cansado que nunca, pero cuando le dije a Bea que pensaba, una vez más, arrastrar mis huesos hasta la cama, se puso como una hidra. Se le ha metido entre ceja y ceja que tengo una amante y amenazó con denunciarme por abandono del hogar si no ejercía de marido inmediatamente. Cada grito era como un martillazo en la cabeza, así que decidí no acalorar la discusión dando explicaciones y bajar a comprar un analgésico. De camino, me entraron ganas de convertirme en uno de esos señores que van a por tabaco y no se les ve más el pelo, pero con jaqueca cualquiera elabora planes de fuga.

Luisa, nuestra farmacéutica, es de lo más paternalista, y cuando me vio en semejante estado decidió hacerme una especie de chequeo. Al tomarme la tensión, descubrimos el *quid* de la cuestión: tenía 140/95 mmHg, alta según ella. Así que, en lugar de medicinas, me llevé a casa un susto de muerte y el ticket de la máquina de tensión para demostrarle a Bea que no estaba en condiciones de nada, y mucho menos de tener una amante.

Sé que la hipertensión acaba produciendo otras enfermedades como el infarto, que no tengo ninguna gana de padecer, así que me gustaría saber qué pastillas debo tomar para bajarme la tensión.

Le saluda algo desesperado y tenso, pero muy cordialmente,

Antonio Prensibo

Apreciado Antonio:

Lo que no entiendo es cómo tienes sólo 140/95 mmHg de tensión, si eres como una pila voltaica. Lo más normal, teniendo en cuenta tu situación laboral y emocional, es que se te dispare la presión arterial, así que ni se te ocurra empezar a tomarte pastillas de ningún tipo.

Lo que llamamos «tensión arterial» no es otra cosa que la medida de la presión que tiene la sangre que circula por las arterias durante la contracción y la relajación cardiaca, de ahí que manejemos dos cifras, la mayor para la sístole (cuando el corazón expulsa sangre) y la menor para la diástole (momento del llenado cardiaco). No creas que siempre tenemos la misma presión arterial, por lo general varía, con el fin de aportar un riego sanguíneo adecuado a cada órgano, cuando cambian las condiciones internas o externas. Por eso sube en momentos de estrés, cuando necesitamos que nuestro sistema esté alerta y dando lo mejor de sí. También varía con la edad, tendiendo a ascender según los años van transformando nuestras arterias en conductos más rígidos. Incluso depende del sexo, ya que las mujeres parecen estar protegidas hasta la menopausia, momento en el que su riesgo se iguala al de los hombres.

Para poder diagnosticar a alguien de hipertensión es necesario hacer tres mediciones separadas en el tiempo y que la media sistólica sea superior a 140 mmHg, la diastólica mayor de 90 mmHg o ambas estén por encima de estos valores. Un solo valor puntual no sirve de diagnóstico. Ven a verme para que pueda examinarte y me encargue personalmente del control.

Te aconsejo que vengas con Bea, no vaya a confundir tanta visita al médico con otro tipo de citas más… placenteras.

Un saludo,

José Luis Celso

De mal café

--------- A.Prensibo@.com ---------

Estimado doctor Celso:

Son las cuatro de la madrugada. Mi mujer me ha echado de la cama. Tras recibir la quinta agresión por mi parte, totalmente involuntaria, se ha hartado y me ha mandado a freír puñetas. Como no puedo estar quieto he pensado pedirle, una vez más, consejo.

Parece mentira que sea el mismo que esta mañana ha tenido que arrastrar sus huesos hasta la oficina. La vuelta de vacaciones ha sido fina, y no hay forma de recuperar el trabajo atrasado. Al mediodía ya no era ser humano, ni siquiera reptil, sino que había alcanzado el estado mineral.

Un becario encontró mi cadáver con la nariz incrustada en la mesa, sin poder despegarla ni para responder a su «¿Estás bien?». Con todos los músculos de huelga general, a duras penas logré mascullar: «¡Me muero y, si no te importa, prefiero hacerlo en privado!» El tal Daniel dejó una carpeta sobre mi mesa diciendo: «¡Pues estás de suerte!, el informe que traigo es de los importantes. Si sobrevives sin terminarlo, no te preocupes que seguro que el jefe te remata.» Ante aquello, pude gemir un «¡Si no me puedo mover!». El chico, más compasivo, desapareció prometiendo que lo arreglaba él. A los pocos segundos estaba de vuelta y sobre el informe anterior dejó una taza de café. Con lo que lo odio.

Tras una seria deliberación, tomé la decisión más madura. Me tapé la nariz y vacié el contenido de la taza de un trago. A los pocos minutos me sentía un hombre nuevo, nada que ver con aquello que antes yacía incrustado en la mesa. Terminé el informe, hice los tres de la semana próxima, limpié mi cajonera, luego la del jefe, hasta la de Dani. Al llegar a casa hice la cena, fregué los platos, arreglé la cisterna, intenté ver la tele, pero me di cuenta de que los muebles del salón estaban mal orientados y los cambié de sitio un par de veces. A la tercera lo tuve que dejar porque Bea me mandó a la cama. Pero, tras varias horas de vueltas y colisiones, me ha echado.

Me siento algo inquieto y no sé qué hacer para tranquilizarme. Llevo cinco tazas de tila y un bocadillo de valerianas, pero no hay tu tía. Seguro que todo es por el café. ¿Me habré vuelto adicto?

Le saluda algo desesperado,

Antonio Prensibo

--------- J.L.Celso@.com ---------

Apreciado Antonio:

Tengo buenas noticias para tu mujer. En breves momentos estarás roncando plácidamente. Lo más probable es que a estas horas de la mañana el efecto del café se haya pasado. No te extrañe que te durara tanto, sobre todo si no estás acostumbrado. La cafeína de una taza de café alcanza el cerebro en menos de treinta minutos pero sus efectos estimulantes duran más de ocho horas. Actúa sobre el organismo aumentando la producción de energía de forma directa y prolonga la estimulación de nuestra adrenalina. Por eso aumenta la memoria, nos mantiene alerta y evita el sueño. Por otro lado, tiene un efecto diurético y favorece la función respiratoria.

Todas las rosas tienen sus espinas. La cara negativa del café es bien conocida: aumenta la tensión arterial y el colesterol, provoca adicción, estimula la acidez gástrica e incluso disminuye la absorción del calcio. Además, a dosis altas pasa uno de mantenerse despierto al insomnio, de estar alerta a nervioso, de forma que no hay manera de prestar atención ni concentrarse durante más de diez minutos. Uno de los efectos más curiosos lo tiene sobre las migrañas, ya que puede provocarlas en ciertas personas susceptibles y aliviarlas en otras. Pero muchas de sus propiedades están por descubrir, ya que sólo se conocen veintiséis de los más de mil compuestos químicos que tiene el café. Entre los resultados por confirmar está la capacidad para inducir tumores en ratas de experimentación. Lo que sí se ha comprobado es que la cafeína es tóxica, pudiendo llegar a matar a un hombre si bebe más de veinte tazas seguidas.

Un café de vez en cuando no te hará adicto, pero si limitas su consumo, tus vecinos serán los primeros en agradecer que les prives de esos cambios mobiliarios a altas horas de la madrugada.

Un saludo,

José Luis Celso

Alta tensión II

--------- A.Prensibo@.com ---------

Estimado doctor Celso:

Vuelvo a tener un pequeño problema con la tensión. No se preocupe, ya me dejó usted muy claro que no soy hipertenso. A pesar de ello, no he querido decírselo a Bea para que no empiece otra vez con eso de que tengo una amante, y es que no hay manera de que entienda que me esclavizan en el trabajo. Por otro lado, debo confesar que no me apetece nada decir la verdad.

Desde que cree que soy hipertenso no hace más que mimarme y no deja que me inquiete por nada. Se lo ha tomado tan en serio que apenas me lleva la contraria. Esto es mejor que las vacaciones. No me importaría ser hipertenso si no fuera por las comidas. Mi mujer ha leído en una revista que la sal es puro veneno para la presión alta y ha declarado la ley sosa. Da lo mismo si hay lentejas, filete o un trozo de corcho, todo sabe igual... a nada. Además me obliga a comer en casa, así que tengo que escaparme del trabajo todos los días, y la excusa de que mi tío está ingresado no creo que cuele durante más tiempo. En breve seré carne de despido y ni siquiera puedo ir a un restaurante a consolarme. No me libro ni cuando nos invita algún amigo a su casa, porque entonces Bea me prepara una tartera con alguna sosada.

Tiene que haber un método para que los hipertensos puedan comer algo que no sepa a alpiste. De lo contrario, voy a dedicarme al tráfico de sal a ver si consigo infiltrar, sin que me vea, al menos un granito en la comida de mañana.

Le saluda algo desesperado, pero atentamente,

Antonio Prensibo

--------- J.L.Celso@.com ---------

Apreciado Antonio:

¡Enhorabuena! Has logrado el sueño de todo hombre: que su mujer no le lleve la contraria. Lo que no sé es si compensa a cambio de amargarte las comidas.

Por otro lado, no te viene mal llevar la vida de un

hipertenso, que debe ser lo más sana posible. Los tratamientos con pastillas se dan sólo en el caso de que no se consiga controlar la tensión con buenas costumbres, pero éstas no se abandonan en ningún caso. Es una suerte que sean unas recomendaciones muy sencillas:

— Vigilar el peso. Cuantos más kilos, más trabaja el sistema circulatorio.

— Reducir la ingesta de alcohol. Recuerda que un vasito de vino al día puede ser beneficioso; pero más allá el riesgo se eleva enormemente.

— Me temo que lo de disminuir la ingesta de sal es cierto. El problema no está en las comidas caseras, porque la mayor parte de la sal que tomamos no es la que nosotros añadimos al cocinar, sino que viene en las conservas que compramos. Hasta los yogures llevan sal.

— Mantener una dieta rica en frutas y verduras, pero pobre en grasas. Para más inri, el café y el té tampoco se recomiendan, no sea que nos pongan nerviosos.

— Dejar de fumar es absolutamente esencial y más en los hipertensos.

— Hacer de treinta a cuarenta y cinco minutos diarios de ejercicio aeróbico, es decir, aquel que nos obliga a respirar más rápido y nos acelera el pulso. No hacer nada durante la semana y recuperar el tiempo con quince kilómetros de caminata el sábado es un esfuerzo inútil.

Éste es el tipo de vida que todos deberíamos llevar, salvo en el caso de la sal que, para los de tensión normal (normotensos) que no abusan de ella, no está prohibida. ¡Qué curioso que sea precisamente la única recomendación que sigues!

Te aconsejo dos cosas: evitar llegar a la hipertensión haciendo lo que te he comentado más arriba y decirle la verdad a Bea. No compensa comprar el silencio de tu mujer a base de castigar el paladar, sobre todo porque no la creo capaz de aguantar sin rechistar durante mucho tiempo más y, a partir de ese día, tendrás que tragar broncas además de las sosadas, una combinación demasiado fuerte, incluso para un normotenso.

Un saludo,

José Luis Celso

Un asunto agridulce

--------- A.Prensibo@.com ---------

Estimado doctor Celso:

Desde hace unos meses noto que estoy bebiendo más. Al principio lo achaqué al verano y al calor, pero ahora ya empieza a hacer fresco y yo sigo pegado al grifo todo el día. Con tanto líquido no paro de ir al cuarto de baño, así que entre los viajes a por agua y las carreras al baño debo recorrer al día mi maratón particular. Le aseguro que, como siga así, dentro de cuatro años me presento a las olimpiadas. Si me ponen un vaso de agua a la salida y un cuarto de baño a la llegada, el oro está asegurado. Estaba yo convencido de que eso de beber mucho era buenísimo hasta que vino mi tía Tere de visita. Al volver yo de una de mis escapadas, la quinta para ser exactos, me la encuentro mirándome con cara de pésame y diciéndole a Bea: «Igualito que su abuelo, por parte de padre, claro, que por la rama de su madre siempre hemos sido todos muy sanos.»

A mi tía no le gustó nunca demasiado mi padre y siempre se metía con él con la misma cantinela: que si era un vago, o un aprovechado o un tacaño, pero nunca le había atacado desde el punto de vista sanitario. «Sí —me dijo—, así empezó él. ¡Qué mareo de hombre! No hacía más que ir y venir al baño, bebiéndose hasta el agua de las flores, y luego decía que estaba cansado. ¡No me extraña con tanto trajín!» Yo la miraba sin entender qué tenía eso de malo. «Nada —contestó ella—, hasta que entró en coma porque resultó ser diabético.»

El que casi se queda en coma soy yo, y lo hubiera hecho, pero no podía perder el tiempo ya que, antes tenía que preguntarle: «¿Qué diablos es la diabetes?» A mí me suena a algo de azúcar y no sé qué tiene que ver eso con acabar hecho un vegetal. Por favor, contésteme, dígame lo que debo hacer antes de que yo también entre en coma.

Le saluda algo desesperado, pero atentamente,

Antonio Prensibo

--------- J.L.Celso@.com ---------

Apreciado Antonio:

Puede que por una vez tengas razón en alarmarte y espero que no sirva de precedente. La diabetes es una enfermedad que se caracteriza por glucosa (azúcar para los amigos) alta en sangre, debido al déficit o falta de una hormona llamada «insulina» a causa del mal funcionamiento del páncreas, que es la glándula que la segrega. Esta hormona se encarga de alimentar las células del organismo metiendo glucosa dentro de ellas. Si falta insulina, la glucosa se acumula en la sangre sin poder ser utilizada por las células, y el riñón tiene que eliminarla. Para poder diluir toda esa glucosa que pasa a la orina hace falta mucha agua, por eso es típico que estas personas vayan al baño sin parar y luego tengan que beber un montón para reemplazar lo que han perdido. Por otra parte, las células se quedan sin glucosa, en ayunas, por lo que el enfermo siempre está cansado y hambriento. Por mucho que coma no engorda, más bien pierde peso, ya que el azúcar no puede asimilarse y pasa directamente del intestino a la orina.

Hay dos tipos de diabetes. Una aparece en la infancia o juventud y se caracteriza por una falta total de la hormona, por lo que el enfermo necesita inyectarse insulina todos los días: es la llamada «diabetes Tipo I». La «diabetes Tipo II» aparece sobre todo en gente mayor, cuyo páncreas aún es capaz de segregar algo de insulina pero no suficiente, de manera que basta con una dieta baja en azúcares a la que a veces hay que añadir un fármaco que potencie su actividad. Con el tiempo puede llegar a agotarse del todo la secreción pancreática y, al igual que en la Tipo I, ser necesario el tratamiento con insulina.

De momento, sólo me has contado que bebes y orinas más de lo normal; no tienes ninguno de los otros síntomas. Conociéndote, no me parece que estés empezando una diabetes, sino más bien que te has obsesionado con el agua, tomas demasiada y tu cuerpo se deshace de ella en igual proporción. Pero dado que el tipo no insulino-dependiente es hereditario y tu abuelo parece que lo tuvo, mejor pásate para que te haga los análisis de rigor y nos quedemos tranquilos. Ya sólo me falta desearte buenas noches y «dulces» sueños.

Un saludo,

José Luis Celso

A páncreas y barrancas

--------- A.Prensibo@.com ---------

Estimado doctor Celso:

La verdad es que no puedo parar de pensar en lo que me comentó sobre la diabetes, y a pesar de haber visto que mis niveles de azúcar en sangre son normales, sigo dándole vueltas. Ayer busqué en una enciclopedia de Medicina información sobre la enfermedad. No me enteré de la mitad de lo que ponía, pero sí aprendí muchas cosas acerca del páncreas. Leí que no sólo produce la insulina, sino muchas otras sustancias de lo más útiles, o eso parece, porque el libro les dedicaba veinte páginas, y sin un mal dibujo que lo amenizara. Me lié un poco, así que lo comenté con el chico de la biblioteca a ver si él, que pasa tantas horas allí, era capaz de descifrarlo. La Medicina no parecía ser su fuerte, aunque hay que decir que lo intentó.

Entre los dos llegamos a la conclusión de que si lo que me falta no es la insulina, debe de ser que falla alguna de las otras cosas o, lo más seguro, que tenga una pancreatitis y me fallen todas. No pudimos aclararlo bien porque el capítulo de la pancreatitis estaba medio arrancado y no logramos averiguar en qué consiste exactamente. Por lo visto se inflama el páncreas.

Volví a casa, malísimo por cierto, e intenté contarle a Bea que tenía pancreatitis. Ella no despegó los ojos de la revista y se limitó a decir «sí, cariño» al final de cada frase. Al octavo «sí, cariño» empecé a dudar de que realmente me estuviera prestando toda su atención y decidí preguntarle qué debía hacer. Con la nariz inmersa en una exclusiva de Rociíto, con lo complicado que es eso, daba la impresión de no hacer ni pito caso, sin embargo dio con la solución: «Cielo —me dijo—, ¿por qué no se lo consultas al doctor Celso? Seguro que te lo explica de maravilla.» Y tenía toda la razón.

¿Qué debo hacer ante una pancreatitis? Y, sobre todo, ¿qué es una pancreatitis? O, mejor aún, ¿qué demonios es el páncreas?

A la espera de su respuesta, le saluda algo angustiado, pero atentamente,

Antonio Prensibo

--------- J.L.Celso@.com ---------

Apreciado Antonio:

Acabas de batir tu propio récord. Ahora crees tener una enfermedad de la que no sabes nada en absoluto. Por lo menos déjame que te explique en qué consiste antes de decidir si la tienes.

El páncreas es una glándula situada en la parte de atrás del abdomen, bajo el estómago, y desempeña varias funciones. Por un lado, elabora hormonas, como la insulina, que pasan a la sangre para regular el metabolismo; por otro, libera al intestino sustancias muy corrosivas, las enzimas, que se encargan de digerir los alimentos y romperlos en pedazos suficientemente pequeños para que el intestino los pueda absorber. Son tan agresivas que, para no acabar autodigeriéndose, el páncreas las produce en su forma inactiva y se activan en el intestino, donde está la comida que deben degradar.

Pancreatitis significa, efectivamente, inflamación del páncreas. Los casos agudos se deben a la activación de las enzimas pancreáticas en el interior de la glándula, de manera que se digiere a sí misma. La causa más frecuente son las piedras de la vesícula, que atascan el conducto de salida del páncreas, de manera que las enzimas se activan en su interior. La segunda causa es el alcoholismo, tan famoso por destrozar el hígado que nadie menciona el posible daño al páncreas. Por cierto, éste no es pequeño. Si no, que se lo pregunten a cualquiera que haya sufrido una pancreatitis. Ésta produce un dolor constante en la boca del estómago e irradiado a uno y/u otro lado, con náuseas y vómitos. Créeme, si tuvieras una pancreatitis no estarías elucubrando sobre la lectura de Bea. Conociéndote, acabarías en Urgencias pidiendo la extremaunción, y aunque la pancreatitis puede ser muy grave, incluso mortal, en general no es para tanto.

Lo que tú tienes es algo frecuente entre los que leen tomos de Medicina, y se llama «aprensión». Mi consejo es que no vuelvas a abrir un libro de ésos porque vas a acabar contándome que tienes menopausia.

Un saludo,

José Luis Celso

Cuesta un riñón

--------- A.Prensibo@.com ---------

Estimado doctor Celso:

Hoy le tengo que escribir a través de Fernando, un compañero de trabajo. Yo soy incapaz de moverme, peor aún, estoy doblado en dos, que es una posición poco cómoda para teclear, y no le cuento si además pretendes ver la pantalla.

Los viernes siempre son difíciles. El fin de semana está demasiado cerca y, sin embargo, parece no llegar nunca. Queda poco tiempo, uno intenta luchar contra los elementos, miles de informes y cuentas atrasadas, misteriosamente el trabajo suele salir sin problema, siempre y cuando no entre en acción la ley de la gravedad. Ésa que cuando se concentra en los párpados hay que recurrir al séptimo de cafetería y pedir un buen reconstituyente. Esta mañana, al servirme la dosis dc cafcína, hc calculado mal y junto con la jarra he arrastrado el resto de la cafetera. Como la dichosa gravedad no respeta ni la hora del café, se ha llevado el aparato derechito contra el suelo. Con un giro rápido me agaché a por ella y la cogí al vuelo. Creo que me habría sentido orgulloso de mis reflejos si no me hubiera chafado el plan mi espalda al partirse en dos. El grito de dolor atrajo a Fernando, que al entrar sólo encontró la mitad inferior de mi cuerpo. El resto, cafetera incluida, pendía boca abajo.

Tras poner el café a salvo, me ayudó a sentarme y pude contarle lo que había pasado. Lo malo es cuando le expliqué el dolor tan horrible de riñones que tenía. Pues el sábado pasado llevó a su cuñado a Urgencias con un cólico nefrítico y se empeñó en que yo tenía otro. Incluso intentó llevarme, doblado como estoy, al hospital. Cuando uno emula a una horquilla es complicado resistirse, aun así he conseguido cinco minutos de permiso para consultarle a usted antes de acabar en Urgencias.

¿Qué es un cólico nefrítico? ¿Es maligno? ¿Se cura? Sobre todo, ¿dónde está el nefrítico? Sea como sea, conteste pronto, antes de que este energúmeno me ingrese.

Le saluda algo desesperado, pero atentamente,

Antonio Prensibo

--------- J.L.Celso@.com ---------

Apreciado Antonio y/o Fernando:

No quiero imaginar la bonita estampa que formáis los dos ante el ordenador, uno a medio camino de Urgencias y el otro con las orejas entre las rodillas.

Antes de nada, aclararos que Fernando lleva en parte razón. Aunque no tienes un cólico nefrítico, sí necesitas que te pongan derecho, por lo que me temo que debes ir a Urgencias.

Para saciar tu curiosidad te diré que nefrítico no es un órgano, sino que significa «del riñón», y cólico de riñón no es más que el dolor que produce una piedra al atascarse en cualquiera de los conductos que unen el riñón con el exterior, sobre todo en el uréter (tubo que une riñón y vejiga).

Aunque parezca extraño que nuestro cuerpo sea capaz de formar piedras, es fácil de entender si tenemos en cuenta que los riñones están para concentrar y eliminar todo aquello que no queremos, incluidos cristales de distintos tipos. Todo va bien siempre y cuando haya suficiente agua para diluir los cristales. Si por cualquier causa hay más cristales, éstos precipitan y se van uniendo entre sí formando auténticas piedras. Al intentar salir al exterior, los cálculos pueden quedar a mitad de camino, dilatando y erosionando las paredes del conducto, cosa bastante dolorosa. No es por nada que se considera el dolor más intenso que existe después del parto. Suele ser bastante típico, normalmente en un solo lado, porque ya es mala suerte que se incrusten piedras en los dos riñones; normalmente irradia hacia la ingle y cursa con brotes de más o menos intensidad, sin llegar a desaparecer.

Me alegra comunicarte que tu problema de hoy no guarda relación alguna con el riñón. Lo que te tiene haciendo el puente es una simple contractura muscular, así que dile a tu amigo que, aunque se equivocó en el diagnóstico, no se va a quedar sin visitar Urgencias. Os espero en la puerta a los dos (¿o es uno y medio?).

Un saludo,

José Luis Celso

Tortura china

--------- A.Prensibo@.com ---------

Estimado doctor Celso:

¡Viva internet! Si no fuera por la Red, estaría ahora mismo a punto del suicidio. Me encuentro en Pekín, y es un alivio poder comunicarme con usted a pesar de la distancia.

Con la excusa de que asistiese a unas reuniones, la empresa me ha metido en un supositorio con alas, donde me ha confinado a un sillón de cincuenta centímetros cuadrados. Debe de ser una treta china para fundir la moral de los empresarios europeos. Ya no clavan astillas, han sustituido los métodos tradicionales por largas horas en las que lo único que se puede hacer es comer muestras frías en microbandejas, esforzarse por ver la versión en cinco pulgadas de una película que no se oye o pelearse con el vecino por el posabrazos. Tras probar cerca de mil una posiciones para intentar pegar ojo, me rendí. Casi me entregué al llanto, pero la señorita de mi derecha me vigilaba. La vigilante en cuestión se presentó como Olalla e intercambiamos opiniones sobre los peligros del aire hasta el aterrizaje. Por fin podía levantarme. Cuando lo hice, me empecé a encontrar fatal, estaba mareadísimo y tenía un dolor de piernas espantoso. Se lo conté a Olalla, que se puso blanca, llamó a la azafata, pidió una ambulancia y me explicó que en las noticias habían contado un caso similar. Una chica, tras un largo vuelo, se empezó a encontrar mal, se desmayó y murió antes de llegar al hospital. A mí no me dio tiempo a desmayarme, porque de repente me rodearon cuatro chinos de blanco, interrogándome todos a la vez. Yo hubiera confesado lo que fuera, pero no entendía ni jota.

Gracias a Dios, en el hospital oí una voz que hablaba español y me lancé en su busca. La monjita me acompañó al hotel y me explicó que no se había encontrado nada en mis pruebas. Los chinos dicen que estoy sanísimo, pero no estoy seguro. A lo mejor el «síndrome del turista», como lo llamó Olalla, no existe en China. De todas formas, me gustaría saber en qué consiste, más que nada porque tengo que volver a volar en cuatro días y si me va a costar la vida, prefiero quedarme y sobrevivir, aunque sea a base de cerdo agridulce.

Le saluda algo desesperado, pero atentamente,

Antonio Prensibo

--------- J.L.Celso@.com ---------

Apreciado Antonio:

Ni siquiera mandándote a las antípodas me ahorro tu consulta quincenal. Bromas aparte, es cierto que se ha descrito una patología asociada a largas horas de vuelo. Lo que tú llamas «síndrome del turista», nosotros lo llamamos «trombo-embolia». Los trombos son pequeños coágulos o agregaciones de plaquetas y proteínas plasmáticas que se forman en las paredes de los vasos sanguíneos. Cuando se sueltan, pasan a la circulación y pueden quedar atascados en los vasos más pequeños o capilares. Los dos fenómenos dificultan o impiden totalmente la llegada de sangre a la zona, causando así los síntomas.

Lo más frecuente es que los trombos se formen en las venas de las piernas y, al soltarse, queden atrapados en los pulmones. O, peor aún, si consiguen atravesar los capilares pulmonares lograrán llegar al cerebro. La afectación pulmonar se manifiesta fundamentalmente por dificultad respiratoria, ya que el oxígeno que inspiramos entra en un pulmón al que no le llega suficiente sangre que lo transporte por el cuerpo. Suele haber dolor torácico que aumenta al respirar profundamente y, en los casos más graves, pueden producirse síncopes e incluso la muerte.

¿Por qué se forman coágulos en los vasos? Hay una serie de factores que lo favorecen, como una circulación lenta de la sangre o problemas de coagulación. Al pasar varias horas sentado, sobre todo con las piernas cruzadas, se frena su circulación venosa y se forman los trombos. Al aterrizar y empezar a andar, se sueltan pequeños émbolos que van directos al pulmón. No sólo pasa en los aviones. También es frecuente tras ciertas cirugías. Para prevenirlo, hay que evitar todo aquello que pueda favorecer su formación. Quizá en tu caso no sea primordial saber que hay que evitar fumar y tomar anticonceptivos orales, pero, dado que debes volver al hogar tarde o temprano, lo mejor es que durante el vuelo movilices las piernas con una serie de ejercicios. Estira las rodillas de vez en cuando y gira los tobillos en círculos.

Un saludo y buen viaje,

José Luis Celso

Las vacas del pueblo ya se han escapado

--------- A·Prensibo@·com ---------

Estimado doctor Celso:

Ya estoy de vuelta de China. Menos mal. No es que tenga nada contra los chinos, pero comen unas cosas rarísimas que camuflan con tal maestría que, sea lo que sea, siempre parece carne con salsa. Yo, personalmente, ni me enteré de que me había estado alimentando a base de serpiente, perro y escorpiones hasta que me llevaron al mercado. Ahora entiendo por qué tienen tan mal color por esa zona, yo también me pongo amarillo, por no decir verde, cada vez que lo recuerdo. No le explico las ganas que tenía de llegar a casa y engullir un buen filete. Al aterrizar ya me lo empezaba a imaginar, jugoso, rodeado de patatas. Salí pitando, buscando a mi mujer, Bea, y le expliqué que necesitaba un lavado de estómago a base de solomillo.

Camino del restaurante recogimos a Mireia, una amiga de Bea con la que ella había quedado para comer. Minutos más tarde buceábamos en los menús. Aquello era el paraíso: todo tipo de carne al alcance de la mano. Ahí estaba yo, bailando entre chuletones y costillas, cuando la amiga de mi mujer, el súmmum de la oportunidad, va y suelta: «¡No se os ocurrirá tomar carne!, ya sabéis que hay vacas locas por todos lados.» Como ella es francesa y acaba de descubrir que ahora por ahí el ganado baila al son británico, considera que pasa igual aquí. Mi respuesta fue pedir un enorme filete poco hecho con patatas.

Si lo sé, la próxima vez me callo. Esta noche no he pegado ojo. He sido acosado por manadas de vacas, unas bailaban, otras mugían, incluso alguna entonaba *Asturias, patria querida*. Lo peor es que esta mañana me ha tocado a mí. He amanecido con un dolor de tripa espantoso, vomitando como una fuente y con una tiritona terrible. No me extraña que las vacas se vuelvan locas. Seguro que me creeré Napoleón, así que por Dios respóndame: ¿Qué hago? Lo único que sé de esta enfermedad es que se coge por comer carne de vaca, pero ¿por qué le vuelve a uno loco? Y, ¿cómo se cura?

Le saluda algo desesperado, pero atentamente,

Antonio Prensibo

--------- J.L.Celso@.com ---------

Apreciado Antonio:

Es una pena que tengas una gastroenteritis de caballo, o ¿debería decir de buey?, y no puedas venir para que hablemos tranquilamente de un tema tan interesante y tan en boga como el de las vacas locas.

La enfermedad de Creutzfeldt-Jacob o encefalopatía espongiforme, nombres por los que conocemos la forma humana de este cuadro médico, afecta al sistema nervioso, aniquilando las neuronas de la sustancia gris y transformando el cerebro en una auténtica esponja, lleno de agujeros. De ahí que se manifieste por demencia, espasmos musculares e imposibilidad para andar. No es que las vacas pierdan el juicio, son las contracturas musculares las que las hacen «bailar» como locas.

Lo más curioso de esta enfermedad es que no está producida por ningún virus, bacteria o similar. Las culpables de tanto contorsionismo son unas proteínas llamadas «priones» que se aíslan en el tejido nervioso de los afectados y son tan contagiosas o más que cualquier germen. Se forman por la alteración de unas moléculas presentes en todos los seres vivos normales. Con la particular característica de que, una vez alteradas, son capaces de transformar las proteínas normales en más proteínas priónicas que se van acumulando en las neuronas hasta destruirlas.

Este curioso mecanismo de aniquilación neuronal no se da de la noche a la mañana, sino que suele tardar

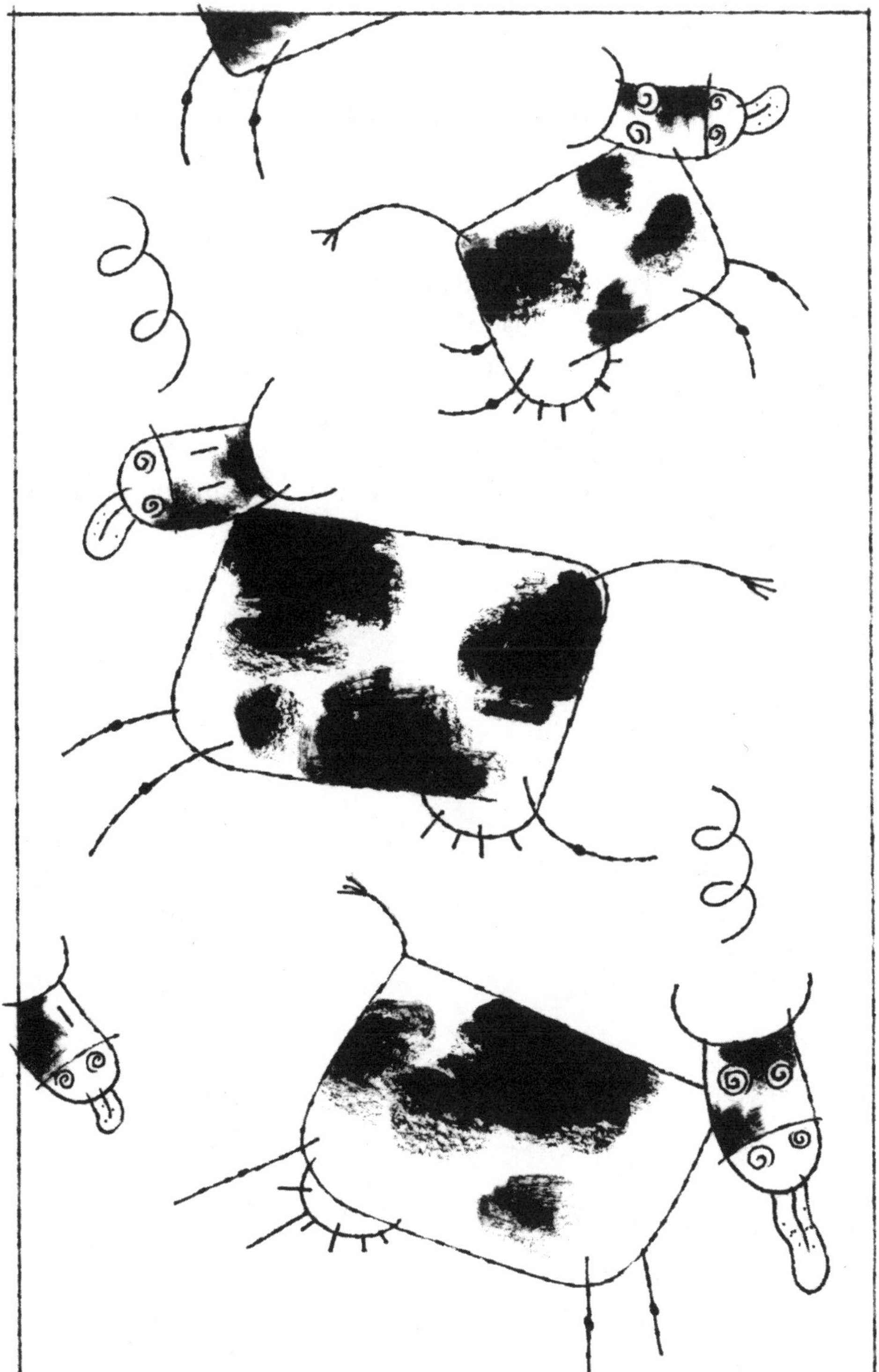

varios años en aparecer y, aunque hay formas que pueden surgir más precozmente, te aseguro que de un día para otro es imposible. Por lo que he leído, el que se ha vuelto loco es tu intestino, que no tiene absolutamente nada que ver con la encefalopatía espongiforme. Una gran suerte, por otro lado, ya que no tiene cura y entre los cuatro y seis meses de aparecer los síntomas la persona suele morir.

Sólo me queda recomendarte que cuides tu gastroenteritis, bebas mucho y hagas una dieta astringente sin nada de leche.

Un saludo,

José Luis Celso

¡Que viene la Legión!

--------- A.Prensibo@.com ---------

Estimado doctor Celso:

El fin de semana pasado nos visitó con su marido Julia, una de mis antiguas compañeras de Universidad a la que hacía varios años que no veía, ya que cuando se casó se fue a vivir a Barcelona. Alojamos a ambos como pudimos y nos dedicamos a disfrutar haciendo un poco de turismo por nuestra ciudad. Ir al Prado, al teatro, a El Escorial..., ese tipo de planes que uno siempre tiene, pero que están tan a mano que no les llega nunca el turno. La verdad es que fue una paliza. El que peor lo llevó fue Alfonso, que arrastraba una bonita gripe y tosía hasta el último alvéolo. Para colmo estaba afónico perdido y se comunicaba hablándonos directamente al oído, insuflando una amplia gama de gérmenes con cada palabra. Como era de esperar, nos lo ha contagiado, de manera que Bea y yo llevamos medio salario gastado en kleenex.

Lo malo es que no nos ha obsequiado con un bicho cualquiera. Según he podido leer, entre tos y estornudo, en Barcelona se ha puesto de moda nada menos que la legionella. No guardo gran recuerdo de la mili y el ejército nunca fue lo mío, de manera que no le explico la urticaria que me entra cuando me mencionan la Legión. Más ahora que se ha atrincherado en mis pulmones y, por mucho que los vuelva del revés en cada estornudo, no consigo desalojar el campamento.

Por Dios, explíqueme qué hago con las tropas invasoras, o mejor aún, haga usted de Mata Hari y dígame cuáles son los planes de ataque enemigos para que, al menos, no me encuentre desprevenido. Necesitamos que nos envíe refuerzos urgentemente. Nuestras últimas reservas se agotan, empezando por los pañuelos de papel, que no creo que den para otro ataque de tos. Solicitamos ingreso urgente.

Le saluda algo desesperado, pero atentamente,

Antonio Prensibo

Apreciado Antonio:

Descaaansen, ¡ar! ¿Quieres hacer el favor de dejar de jugar a los soldados y cuidarte el catarro? Dudo mucho que tengas legionelosis, esa neumonía que periódicamente encabeza los titulares de los diarios, armando más escándalo que Rociíto. El cabecilla se llama «*Legionella pneumóphila*», y tiene predilección por el pulmón y el agua dulce, donde se multiplica a sus anchas. Por eso se transmite a través de los sistemas de suministro de agua y ventilación, que tienen el clima perfecto; agua calentita estancada, con servicio de transporte incluido: el agua es pulverizada en gotas microscópicas que llevan la bacteria hasta lo más profundo del pulmón. Son especialmente vulnerables las personas fumadoras, de edad avanzada, con problemas cardio-respiratorios o inmunodeprimidas. No estás en sus listas, ¿verdad?

Haciendo de Mata Hari (con las evidentes diferencias), te diré que la primera batalla se presenta en forma de catarro; catarro que se agrava bruscamente con fiebre elevada, escalofríos, tos seca y dolor de cabeza y músculos. Pero aún queda el ataque final. Legionella envía la caballería a rematar la jugada con náuseas, vómitos, diarrea, dolor abdominal, confusión y delirio. En ocasiones los síntomas gastrointestinales pueden preceder al cuadro respiratorio. El caso es que entre los dos y diez días del contagio, la «legión» ataca a los dos frentes:

el respiratorio y el intestinal. Es cierto que puede producir alguna que otra baja, pero por lo general no suele ser muy grave.

Aunque tengas un catarro, te aseguro que no desarrollarás una neumonía por legionella o, por lo menos, no podrás culpar a Alfonso, ya que los contagios de persona a persona son muy raros. Afronta el catarro con valor. No se te ocurra tomar antibióticos sin consultarme primero. Se considera alta traición ya que allana el camino a otros gérmenes o los hace resistentes al medicamento, mi arma fundamental.

Atentamente,

José Luis Celso

Digerir la Nochebuena

--------- A.Prensibo@.com ---------

Estimado doctor Celso:

¡Feliz Navidad! Espero que disfrute de las fiestas y todo lo que conllevan, sobre todo el descanso ése del que siempre se habla y raramente se logra. Entrando en materia, le explicaré que, aparte de felicitarle, quería pedirle su colaboración para luchar contra la mayor amenaza de esta temporada. No, no es la gripe ni los catarros, sino el empacho que me espera esta noche. Bea y yo llevamos toda la semana discutiendo sobre las Navidades: los adornos, los regalos, las vacaciones... Nunca nos ponemos de acuerdo, salvo cuando me canso y cedo, claro. Este año me veo, una vez más, camino del «sí, cariño, como prefieras». Pero hay un detalle sobre el cual no pienso transigir, si usted me ayuda. No me trago otra Nochebuena con mis suegros. No me malinterprete, no es que me lleve excesivamente mal con ellos, hablamos con frecuencia; a veces, incluso, nos escuchamos. Pero la víspera del 25, en lugar de Nochebuena, parece Halloween. Se trata de una cena que por tradición es pantagruélica, pero a nosotros nos atacan por dos frentes: por un lado, la tentación de tanto manjar, y, por el otro, mi suegra, quien controla incesantemente los platos y cae sobre los vacíos con un nuevo cargamento de comida que hay que comer sin rechistar o aguantar una de «todo el día en la cocina trabajando para unos desagradecidos; el año que viene hago sopa de fideos de sobre». ¡Ojalá! Todo aquello debe de estar cargado de colesterol y no sé cuántos peligros más, porque me paso el día de Navidad bañado en Alka-Seltzer y el resto del año intentando digerirlo antes del próximo banquete.

El otro día leí que la dieta influye muchísimo en la aparición de ciertos cánceres. Yo, que llevo años sometido a los mayores excesos culinarios en Nochebuena, debo alojar al menos un par de tumores por algún lado. Por favor, llame a mi mujer y explíquele que corremos peligro de muerte y que es mejor cenar en casa o en un buen restaurante. Le ruego lo haga lo antes posible y a su móvil, pues ha bajado a la farmacia a comprar Alka-Seltzer.

Le saluda algo desesperado, pero atentamente,

Antonio Prensibo

Apreciado Antonio:

Menuda excusa más tonta para no sufrir, como el resto de los mortales, la cena con los suegros. Aunque no es que te falte razón cuando dices que la dieta se relaciona con ciertos tumores, pero una cosa es que exista una relación y otra que sea causa-efecto.

En la aparición de cualquier tumor influyen muchos factores, desde los genes hasta el aire que respiramos, pero eso no implica que, si tenemos cierto gen o respiramos tal aire, tendremos cáncer inevitablemente. Con la dieta pasa igual; puede favorecer ciertos tumores, sobre todo en gente predispuesta genéticamente, pero muchos son los que transgreden todas las normas y sobrepasan los ochenta y cinco años con salud férrea.

Cuando mencionas la relación dieta-tumores me imagino que te refieres a que las pobres en fibra y/o ricas en grasas saturadas se asocian al cáncer de colon. Es importante no abusar de los ahumados ni tomar alimentos carbonizados, pues también favorecen el cáncer de intestino. Son datos bien conocidos, pero hay otras asociaciones más curiosas.

Por ejemplo, el déficit de vitamina A predispone al cáncer de pulmón; sin embargo, el arroz, el maíz y los frijoles protegen contra el de colon, mama y próstata. Lo importante es comer de todo, en especial frutas y verduras, sin abusar de grasas y ahumados, pero por una noche aislada de gula no corres más peligro que con un consomé. Así que déjate de tonterías y empieza a vestirte que vais a llegar tarde, como siempre, y ya sabes cómo se pone tu suegra.

Atentamente,

José Luis Celso

La familia y otros síntomas

--------- A.Prensibo@.com ---------

Estimado doctor Celso:

Creo que «la vida nueva» que me espera en el 2002 va a ser una de dolor y soltería. Todo porque esta Nochebuena tocó cenar con los padres de Bea, además de hermanos, tíos, sobrinos y otros animales. Tanta familia política se me indigestó, tengo unos retortijones horribles y mi mujer ha hecho votos de silencio marital y no me habla. ¿Tendré yo la culpa de los arrebatos de mi suegra? Si hasta aguanté impertérrito los aperitivos a base de «Bueno, Antonio, así que ¿sigues en esa oficina de siempre o te has decidido ya a instalarte por tu cuenta?» ¿No tragué cada bocado del primer plato guarnecido con «haz como Ricardo, a tu cuñado le va de maravilla con las medias»? Incluso sobreviví como un caballero al pavo relleno de castañas tipo «ya es hora de que saques a tu familia adelante, os asentéis y tengáis niños como cualquier matrimonio normal».

Para cuando llegaron los turrones ya no estaba de humor. Miento, sí lo estaba pero muy malo, con el espíritu navideño totalmente mancillado. Pero la venganza se sirve fría y sólo tuve que esperar al café. Mi suegra estaba demasiado ocupada arreglando mi vida para prestar atención a lo que hacía con la cafetera y ésta se rebeló, descargando todo su contenido escote abajo. Usted lo sabrá mejor, pero tengo la impresión de que los bailes tribales no son recomendables superados los sesenta. Pero como la mujer estaba en su casa, nadie impidió que diera rienda suelta a la expresión corporal, derribando como un huracán todo lo que se le ponía delante. Los intentos de aplacarla fueron inútiles. Se libró de su marido de un codazo, de sus hijas a empujón limpio, y el bienamado Ricardín se ganó una patada por no apartarse a tiempo.

Fue el mejor regalo de Navidad que he recibido nunca. Lástima que Bea acabara de mal humor y yo pagando el pato. Admito que gritar «¡Milagro!» y «¡Aleluya!» en pleno follón estuvo fuera de lugar, pero también lo estaba su madre y nadie se enfadó con ella. Yo todavía sufro malas caras y gruñidos, por no hablar de la indigestión. Tengo la tripa hecha un nudo, el estómago del revés y un estreñimiento pertinaz. Mi vecino Pedro dice que a lo mejor tengo el colon irritable. Lo que me faltaba: una mujer y un colon irritables. ¿Quién es ese colon para enfadarse? Está pesadísimo y, como tampoco me habla, sólo gruñe, no me puedo disculpar. ¿Podría usted interceder por mí?

Le saluda algo desesperado, pero atentamente,

Antonio Prensibo

--------- J.L.Celso@.com ---------

Apreciado Antonio:

Por lo visto no vamos a tener ni la fiesta en paz. No puedo hace mucho respecto a Bea, pero al menos puedo reconciliarte con tu colon. Aunque el colon irritable sólo se diagnostica si se han descartado todas las demás causas de dolor abdominal, es posible que tu vecino tenga razón, pues es una de las más comunes, sobre todo en mujeres de entre treinta y cuarenta años. No hay lesión alguna, pero la persona presenta dolor generalizado, se nota la «tripa hinchada» y un hábito intestinal «alterado», con diarrea, estreñimiento o ambos. No se evidencia nada que justifique los síntomas y no hay una prueba diagnóstica ni tampoco un tratamiento que lo solucione. Es una suerte que no impida la alimentación ni represente peligro alguno para la salud.

Desaparece espontáneamente, pudiendo reaparecer sin que sepamos por qué, pues se desconocen las causas y los factores que provocan esas molestias. Se cree que está ocasionado por una mayor sensibilidad del intestino con una pequeña alteración de su motilidad.

Las posibilidades terapéuticas son malas. Lo mejor es eliminar de la dieta todo alimento que puedas relacionar con las molestias y evitar el estrés, gran enemigo del tubo digestivo que, por su componente muscular y nervioso, es muy sensible a los estados de tensión. La buena noticia es que no es grave, sólo molesto. De todas maneras, tendrías que pasarte por la consulta para descartar otras causas, antes de lanzarnos al diagnóstico de un intestino irritable.

Mi consejo es que te centres en la irritación de tu mujer. Verás como, una vez solucionada la de Bea, desaparece también la del colon.

Un saludo,

José Luis Celso

Agujeros negrísimos

--------- A.Prensibo@.com ---------

Estimado doctor Celso:

Estoy a punto de presentar una denuncia contra SS.MM. los Reyes Magos de Oriente. No esperaba un golpe tan bajo de tan venerables ancianos. Si me he portado mal, prefiero el carbón de toda la vida, pero no que agujereen a mi familia. Con la ilusión que me hacía a mí descubrir los regalos la mañana del 6. A las siete ya no podía resistir ni un minuto más y me lancé en su busca. En el salón, junto al belén, estaban los botines de Bea rodeados por una bufanda con sus guantes, una pulsera y otros cachivaches en los que no me fijé porque estaba muy ocupado buscando mis mocasines. Seguro de no haber olvidado ponerlos la noche anterior, no entendía qué podía haber sido de ellos. Por muy mal que esté

Oriente estos días, no creo que sea como para que los Reyes Magos tengan que robar zapatos ajenos. Revolví todo sin éxito, salvo por una corbata y un par de gemelos. En un examen más exhaustivo volqué la mesa y el belén. Tropas de pastores invadieron mi salón seguidas de camellos, ángeles, bueyes…

Con la cabeza llena de serrín, corrí a comunicarle a mi mujer el robo. Bea aún no se había levantado, estaba tumbada y se percibía un brillo metálico a la altura de su ombligo. ¡Era una aguja! La muy bestia se la había clavado hasta el fondo y sólo sobresalía la cabeza. Pedí auxilio a pleno pulmón durante un rato. Dado lo poco eficaz de la medida decidí hacerlo por teléfono, pero mi mujer me lo arrancó antes de que pudiera teclear el 112. No sé qué era peor, si verla tumbada o dando tumbos con la tripa atravesada de lado a lado. De cualquier forma, la escena resultó bastante *gore* hasta que logró explicarme que sólo era un pendiente. ¿En el ombligo? Y ni siquiera demandó al miope que se lo plantó, pues hay que ser cegato para confundir la oreja con el ombligo.

No se lo pierda, resulta que es aposta. Pretende convencerme de que resulta sexy y que lo ha hecho por mí. Es un regalo original, pero yo no puedo ni verlo. No es sólo la grima que me produce, ¿qué pasa con el sida, la hepatitis y otras cosas gravísimas que se dice que contagian?

He ganado algo de tiempo diciendo que iba a llamar para felicitar a mis padres, pero en dos minutos tengo que volver a la habitación donde Bea me espera para la danza del vientre. Sólo pensarlo me dan escalofríos. ¿Cómo le digo que no me atrevo a tocarla ni con pinzas?

Le saluda algo desesperado, pero atentamente,

Antonio Prensibo

--------- J.L.Celso@.com ---------

Apreciado Antonio:

Dado tu espíritu tan tradicional, puedo entender tu aprensión. Para quedarte tranquilo, pregúntale a Bea quién le puso el pendiente y si utilizaron las medidas higiénicas y la asepsia necesaria para reducir de forma importante los riesgos de contagio. Pero, sin ánimo de asustar, debo informarte de que no es el único riesgo de este tipo de práctica. Pueden darse alergias al metal, infecciones de la herida, lesiones nerviosas o vasculares, una mala cicatrización e incluso se ha hablado de una posible relación con el desarrollo de tumores. Por otro lado, cada localización tiene sus complicaciones específicas, como por ejemplo la boca, donde no es raro que el pendiente acabe dañando los dientes.

Antes de someterse a cualquiera de estos procesos, hay que dar con un profesional que conozca la técnica y utilice métodos adecuados de esterilización y materiales homologados por Sanidad. El local debe cumplir las condiciones de higiene y deshacerse de los materiales punzantes y de la tinta sobrante.

Me imagino que Bea se habrá informado antes de agujerearse. Aun así, no estaría de más asegurarse de que esté vacunada del tétanos y, si no, convendría que lo hiciera. Si dudase de las medidas higiénicas, pasados unos días le haré pruebas para determinar posibles contagios, ya que ahora no serían detectables.

Espero que por lo demás pases un buen fin de semana.

Un saludo,

José Luis Celso

La onda e mobile

--------- A.Prensibo@.com ---------

Estimado doctor Celso:

¡Feliz año! De momento el siglo va de maravilla. Los Reyes después de todo se han portado estupendamente y me han traído un montón de cosas. Entre ellas, un teléfono móvil última generación que, por cierto, no pedí. Lo malo es que con tanto botón me pierdo y no consigo localizar ni los más importantes para encender, descolgar y marcar. Lo de internet lo dejo como buen propósito para el año que viene.

Le pedí a Sylvia, la informática de la oficina, que me enseñara un poco a manejar el aparato. Fue una de las clases más densas que yo recuerdo, peor que las de Microeconomía de la facultad. Cuando acabamos con las funciones básicas y gran parte de mis neuronas, no se le ocurre mejor momento para advertirme que corre el rumor de que los móviles inducen la formación de nada menos que tumores cerebrales. No sé si es por el desgaste nervioso que supone aprender a usarlos o porque disparan algún tipo de onda asesina. El caso es que, desde entonces, cada vez que hablo por el dichoso trasto noto cómo me hierven los sesos, empiezo a ponerme malísimo y acabo colgando a la gente en plena conversación. Pierdo amistades por segundos, sin mencionar a mi mujer, quien ayer me llamó para pedirme que comprara una bombilla para el salón y aprovechó para contarme una a una sus actividades del día. Yo notaba cómo cada palabra penetraba por mi oreja, se dirigía directamente a una neurona y la fulminaba sin piedad. Intenté alejar la máquina infernal lo máximo posible, gritando de vez en cuando «sí, cariño», pero no era suficiente. A los diez minutos, la situación era insostenible y el teléfono también, así que lo solté y huí.

Al llegar a casa, el ambiente no era precisamente de bienvenida, y las sábanas sobre el sofá no auguraban nada bueno. No logré hacerle entender a Bea que su conversación me estaba matando, lo interpretó todo mal y ahora ni siquiera me habla. Le ruego que la llame y se lo explique, porque no creo que soporte ni una noche más en este sofá lleno de bultos.

Le saluda algo desesperado, pero atentamente,

Antonio Prensibo

--------- J.L.Celso@.com ---------

Apreciado Antonio:

He hablado con Bea, quien por suerte te conoce y ha entendido todo muy bien. Ahora te diré para tu tranquilidad que, según el último estudio publicado en una de las revistas médicas más rigurosas, no existen datos que sugieran una asociación directa entre el uso de los teléfonos móviles y la aparición de tumores cerebrales.

Las antenas de los móviles transmiten microondas de baja potencia que no parecen tener efecto cancerígeno directo sobre el sistema nervioso y el hecho de que tras una conversación telefónica aumente la temperatura del cerebro colindante unas décimas tampoco se ha podido asociar a la formación de tumores.

Pero conviene relajarse, pues quedan varios puntos importantes por estudiar. La frecuencia de onda que usan los móviles emite una radiación no ionizante cuya capacidad de inducir o potenciar tumores cerebrales queda aún por confirmar. Y es que estamos hablando de aparatos de muy reciente aparición y de tumores, que son fenómenos que tardan varios años en desarrollarse.

Por eso, no está de más seguir una serie de recomendaciones básicas; no es conveniente que los niños, cuyo cerebro en pleno desarrollo resulta más sensible, usen estos teléfonos con frecuencia y durante largos periodos. Los hombres deberíamos sacar el móvil del pantalón y llevarlo en otro lado para evitar que los cambios de temperatura afecten a la formación de espermatozoides en los testículos (ya sabrás que los índices de natalidad no están como para andarse con tonterías). Por último, parece que los efectos de las radiaciones se reducen al separarnos un mínimo de un metro del aparato, así que guardemos las distancias siempre que sea posible hacerlo. De todas formas, es un tema muy en boga que irá perfilándose con el tiempo.

Atentamente,

José Luis Celso

P. D.: No estaré en casa estos días, pero me puedes localizar en el móvil sin problemas.

Eso sí, que sea cortito.

Mal de la montaña

--------- A.Prensibo@.com ---------

Estimado doctor Celso:

No sé qué le ve la gente a este deporte. Levantarse al alba en vacaciones para pasar el día congelado, haciendo colas, y las tardes en el lecho del dolor sin poder mover un músculo. Eso sin contar caídas, golpes y demás maltratos. Decididamente, el esquí no es para mí. Ya se lo he dicho a mi mujer mil veces, pero Bea me tortura invierno tras invierno. Por suerte, siempre se limitó a ruegos y quejas, como mucho a alguna discusión. La sangre nunca llegó al río ni yo a la nieve hasta este año. Llevo dos días luchando por la verticalidad, reivindicando mis derechos, como ser humano, a la bipedestación y sólo he conseguido mantenerme erguido los treinta minutos que pasamos en la cafetería... sentados. Lo peor es que no importa las toneladas de nieve que he tragado, siguen quedando montañas para mañana.

En un apartamento de cinco personas no hay ni una que no se queje de algo: un tirón por aquí, una contractura por allá y agujetas por todos lados. Me duelen músculos que nunca sospeché que tuviera y, desde luego, nunca fue mi intención usarlos. Le escribo precisamente porque la cosa va a peor, cada día me duelen más en intensidad y número y no encuentro nada que me alivie. El primer día me vi obligado a caminar como C3-P0, así que me moví lo mínimo imprescindible para evitar el dolor y las carcajadas. Mi cuñada Ana se apiadó de mí, me trajo un vaso de agua con azúcar y la promesa de que al día siguiente sería otro. Ese otro resultó ser R2-D2 sin ruedines.

No me puedo levantar, ni siquiera pestañear. Si consigo mover un dedo para escribirle es porque Bea se niega a que me quede en la cama. Ante la amenaza de «o te levantas tú o lo hago yo», prefiero mis propios medios. Pero ¿qué puedo hacer con estas agujetas? La inmovilidad y el agua con azúcar no han servido para nada. Por favor, contésteme inmediatamente, tengo que estar dentro del mono de esquí antes de que ella salga de la ducha.

Le saluda algo desesperado y muy dolorido, pero atentamente,

Antonio Prensibo

Apreciado Antonio:

Me temo que tengo malas noticias. Por un lado, las agujetas no van a desaparecer por arte de magia en unos minutos y, por otro, para deshacerte de ellas tienes que hacer ejercicio.

No me creas un sádico, todo tiene su explicación. Cuando hacemos más ejercicio del habitual, nuestros músculos metabolizan mal la glucosa, produciendo ácido láctico. El exceso de esta sustancia precipita dentro de las células musculares en forma de cristales. Es lógico que duela si cada vez que el músculo se contrae lo hace contra miles de agujas microscópicas. El ácido láctico tarda un tiempo en formar cristales, por eso las agujetas no aparecen hasta el día siguiente o el posterior.

Lo más recomendable es prevenirlas haciendo ejercicio regularmente. Si no es posible y llegamos desentrenados a la pista, basta con hacer unos minutos de calentamiento progresivo antes de calzarnos los esquís y estirar bien los músculos al terminar. En tu caso es demasiado tarde para esto, el mal ya está hecho.

¿Cómo acabar con las agujetas? El famoso remedio del agua con azúcar sólo empeora las cosas, aportando más glucosa que los músculos rápidamente transforman en más cristalitos. La solución está en todo lo contrario, en facilitar su eliminación. ¿Adivinas cómo? Me temo que obligando al músculo a romperlos a base de contracciones. Es decir, hay que moverse, nada de meterse en la cama. Comprendo que es una opción menos dulce que la popular, pero verás cómo, superados los primeros minutos de dolor, las agujetas disminuyen, incluso desaparecen, y no volverán si después estiras bien los músculos durante unos minutos. Para superar esos primeros momentos de dolor puedes tomarte un antiinflamatorio suave, siempre y cuando no tengas problemas gástricos, claro.

Disfruta de la nieve y vuelve entero, no me gustaría tener que escayolarte.

Un saludo,

José Luis Celso

«Crup»... ¡Perdón!

--------- A.Prensibo@.com ---------

Estimado doctor Celso:

Estoy en un apuro de los gordos. Soy una víctima más de las rebajas. Mi mujer se ha pasado todo diciembre y parte de noviembre de compras por aquello de la Navidad y pretende prolongarlo enero y febrero con la excusa de que todo es más barato. Visto que a mí el plan no me atrae, pues me niego a seguirla en su peregrinación mercantil, Bea ha buscado otra compañía. Pero sabe vengarse.

«Ya que no me acompañas, he llamado a mi hermana, que viene encantada. Lo malo es que está con el niño y es una lata pasear a la pobre criatura por toda la ciudad. Lo mejor es que se quede aquí y así os hacéis compañía.» «¿Y por qué iba yo a necesitar la compañía de un infante de cinco años?» Obviando mi pregunta, Bea lanzó un segundo ataque… «De paso podríais hacer algo útil y guardar el belén de una vez, antes de que el dueño del establo pida el desalojo de la Santa Familia por okupas. Seguro que a Pedrito le divierte el plan.»

Divertirle es poco. «Pedrito» es la mano derecha de Herodes. Nada más entrar por la puerta lanzó un ataque talibán, directo al grano. Raptó al recién nacido y se lo comió. Al menos ésa era su intención, pero su madre se zambulló garganta abajo en busca de la figura. Luego me lo encomendó (al niño) con cara de preocupación. «Por Dios, ten mucho cuidado, se mete todo en la boca. Un día de éstos nos va a dar un disgusto.» Como no me pareció adecuado indicarle que yo ya lo tenía, y grande, me limité a despedirme y desearles, sin mucho entusiasmo, felices compras.

Pasé la tarde evacuando la ciudad de Belén con una mano y rescatando pastores de las fauces de Pedrito con la otra. Cuando terminé, estaba totalmente exhausto. Aproveché para darle algo rápido de cenar y ponerle un vídeo. Minutos más tarde estaba frito. Era el momento de tomarse un respiro y una cerveza. Al infante no le pareció buena idea ninguna de las dos. Lo de no tomar cerveza, vale, pero volver y encontrármelo azul como un pitufo haciendo unos ruidos rarísimos al intentar respirar, me pareció excesivo. Le puse boca abajo y lo agité un rato, pero en lugar de escupir lo que se había tragado se puso más morado. Sin darle la vuelta, salí corriendo al hospital. Cuando llegué sólo pude entregarles un mar de

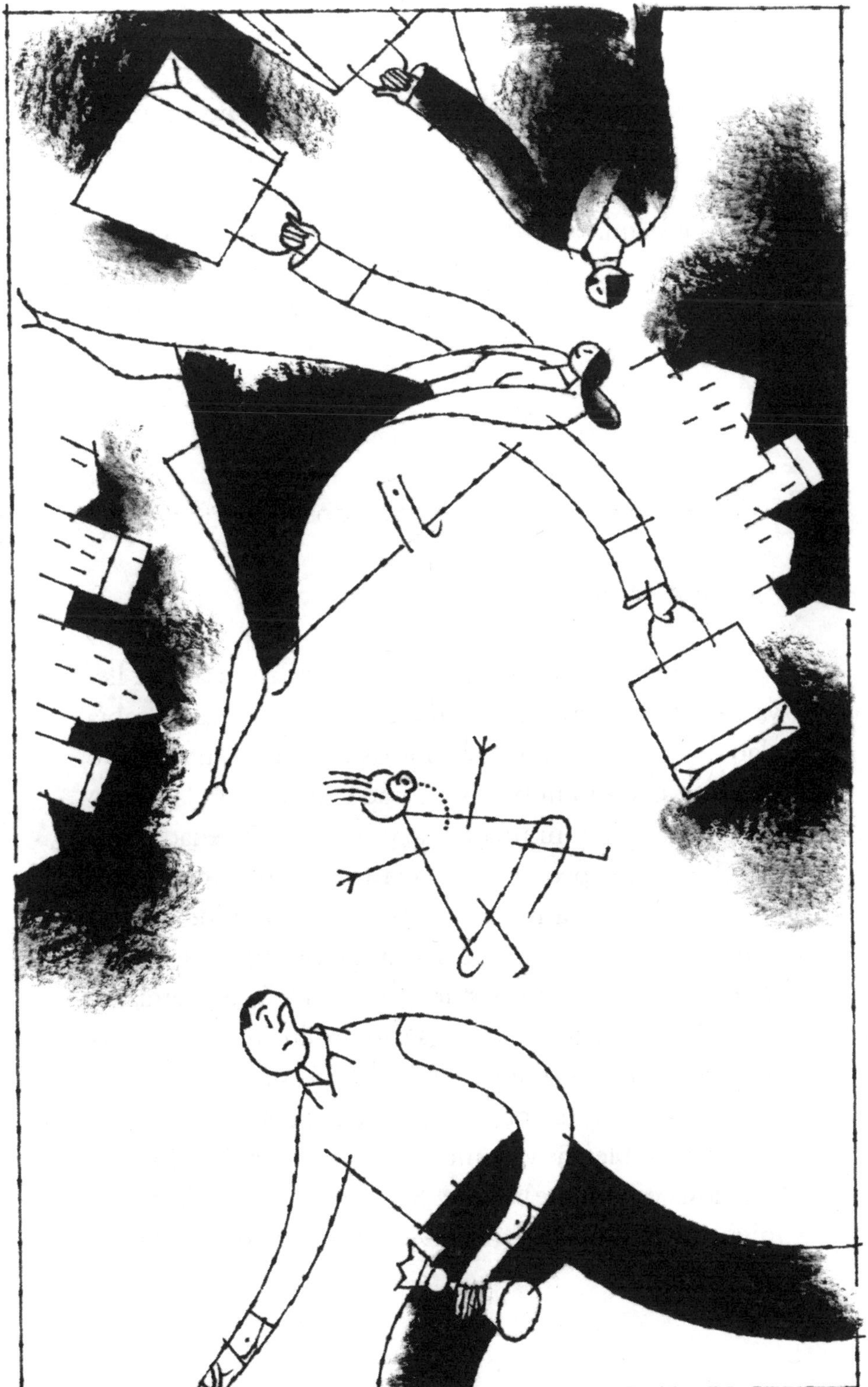

lágrimas bien sonrosado que gritaba a pleno pulmón. Según el informe, todo fue por un «Crup». ¿Qué le digo yo a la madre ahora?

Le saluda algo desesperado, pero atentamente,

Antonio Prensibo

--------- J.L.Celso@.com ---------

Apreciado Antonio:

Pon rumbo inmediatamente hacia tu casa. Bea lleva toda la noche llamándome desesperada a ver si sabía algo de ti. No te preocupes por las represalias, nada de lo que ha pasado lo hubieras podido evitar, pues el «Crup» no es una figura, ni una ficha; es una enfermedad laríngea. Los niños pequeños tienen una laringe muy estrecha, por lo que la mínima inflamación impide el paso del aire. Los menores de seis años tienen más riesgo, sobre todo en estas fechas de frío y en plena epidemia de gripe. Los cuadros más graves son producidos por determinados virus y no se pasan así como así.

El caso de tu sobrino, aunque aparatoso, no suele entrañar problemas y, como has podido experimentar, se soluciona espontáneamente. Suele aparecer por la noche mientras el niño duerme. De repente se despierta sin poder respirar, con un estridor muy manifiesto. A pesar de lo espectacular del cuadro, basta con meter al niño en un ambiente húmedo, como un cuarto de baño lleno de vapor, para que empiece a recuperar el aliento. El frío tiene el mismo efecto, lo que explicaría la remisión de los síntomas en cuanto sacaste a Pedro a la calle. Mientras yo llamo a tu casa para decir que estáis bien, apaga el ordenador y vuelve antes de que os declaren desaparecidos.

Un saludo,

José Luis Celso

Hágase la luz

--------- A.Prensibo@.com ---------

Estimado doctor Celso:

Espero que me perdone las faltas que pueda tener este mensaje, pero lo escribo precisamente porque no veo nada. Al levantarme esta mañana, tenía los ojos completamente pegados y, a diferencia de otros días, no era por el sueño. Estaban literal y herméticamente sellados. Llamé a Bea pidiendo ayuda y, al ver que no contestaba, me puse a buscarla por la cama para arrancarle los tapones que usa para defenderse de mis supuestos ronquidos. Por desgracia, no estaba, y no pudo evitar que me cayera de cabeza por el otro lado.

Como no hay mal que por bien no venga, del susto recuperé la vista o al menos parte. Aunque puedo abrir los ojos, no crea que la diferencia es notable. Veo luces y distingo sombras, pero las cosas no son más que eso: sombras borrosas con las que he chocado sin cesar hasta dar con el ordenador... de bruces.

Vino a comer hace cosa de un mes una antigua vecina que ahora vive en Pozuelo y nos comentó que su marido no la había podido acompañar porque estaba en casa recuperándose de una operación de cataratas. El pobre hombre, a sus setenta años, había ido perdiendo la vista y, aunque no había dicho nada, llegó un punto en que resultaba más que evidente. Era sonado, pues iba dando bandazos contra todo. Igualito que yo.

Me gustaría saber si esto de las cataratas es maligno. ¿Qué tiene que ver el agua con la vista? ¿Si bebo mucho irán a más? ¿En qué consiste la operación? Cuénteme todo lo que sepa sobre la enfermedad porque ya no encuentro las teclas para seguir preguntando.

Le saluda algo desesperado, pero atentamente,

Antonio Prensibo

--------- J.L.Celso@.com ---------

Apreciado Antonio:

Te escribo porque estoy seguro de que ya habrás recuperado la vista, cosa improbable en caso de que en lugar de conjuntivitis tuvieras cataratas que, por cierto, no tienen nada que ver con el agua, aunque producen una ceguera que imita el efecto de una cortina de agua delante de los ojos.

El ojo funciona como una cámara, con su lente, el cristalino, que permite enfocar las imágenes. Si por cualquier razón (enfermedad, intoxicación, traumatismo), sobre todo por la edad, fallan los mecanismos que mantienen el cristalino transparente, éste se opaca y dejamos de ver las cosas claras. Es curioso: algunas personas no ven borroso desde el principio, todo lo contrario, su primer síntoma es una mejoría de la visión de cerca. Pero la cosa dura poco y al final se pierde la nitidez, hasta no distinguir las formas, si bien se percibe la luz.

Es la causa más frecuente de ceguera, pero, por suerte, en los países desarrollados hay una solución: operarse. Se han intentado varios métodos para evitar el quirófano, pero ninguno es eficaz, salvo tratar a tiempo la enfermedad que produce la catarata, asunto complicado cuando hablamos de su causa principal: la edad. La cirugía consiste en extraer el cristalino (entero o dejando la parte posterior) y sustituirlo por una lente inerte. Los resultados son asombrosos. Uno entra ciego en el quirófano y sale leyendo los carteles, incluso la letra pequeña.

Pero no es tu caso. Nada de cirugía, basta con un poco de suero salino en los ojos para limpiar y desinfectarlos un poco, usando un algodón diferente para cada uno, no vayas a restregarte la conjuntivitis de uno a otro. Eso sí, si quieres ahorrarte futuras cataratas, te aconsejo que te protejas los ojos del sol, pues los rayos UVA dañan el cristalino y son los culpables, junto con el aumento de la esperanza de vida, de que cada vez haya más casos. Espero que Bea vuelva pronto a casa; no quiero ni imaginar la que puedes montar tú solo con la manzanilla.

Atentamente,

José Luis Celso

El silencio es oro

--------- A.Prensibo@.com ---------

Estimado doctor Celso:

No miento si le digo que anoche fue la peor velada de mi vida, de esas que empiezan mal y acaban peor. Cenamos con el socio de mi mujer, un tal Pablo Plumbe, uno de los tipos más pesados que conozco. Claro, que es perfecto a la hora de vender algo, zapatos sin ir más lejos. He visto gente comprar sandalias en pleno enero para escapar de su radio de acción. Bea, defensora de las teorías americanas, considera que los socios deben estrechar lazos fuera del trabajo y se dedica a organizar planes con este sujeto.

Generalmente tengo suerte y me escapo, pero anoche Bea me hizo elegir entre una velada plúmbea o una larga conversación sobre lo poco que me intereso por su vida. La próxima vez prefiero aguantar la conferencia «El matrimonio: compromiso y normas», por Bea Prensibo, aunque implique dormir en el sofá a su clausura, antes de otra noche como la de ayer.

Quedamos en recoger al tal Pablo, y desde el momento en que entró en el coche no dejó de hablar ni para respirar. Durante la cena se las ingenió para hacer desaparecer la comida al tiempo que contaba vida y milagros de la chancla. Era como cenar con el Fidel de la «República Zapatera». El dolor de cabeza no se hizo esperar. Las sienes me latían con cada palabra y el dolor se iba extendiendo hasta llegar al cuello. Me empecé a marear, y hubiera acabado en el suelo de no ser por un ángel salvador con chaleco y pajarita que nos echó del local a las dos de la madrugada.

El trauma fue de tal intensidad que todavía guardo un *souvenir*: el dolor de cabeza. Por cierto, creo que está durando demasiado. ¿No tendré meningitis? Me duele el cuello, me molesta la luz y seguro que tengo fiebre. ¡A que tengo meningitis! ¿Y ahora qué hago? Tengo entendido que es peligrosísima, que se queda uno sordo, ciego y no sé qué desgracias más. Por Dios, venga usted o mándeme una ambulancia.

Ahora sí que le saluda desesperado, pero siempre atentamente,

Antonio Prensibo

--------- J.L.Celso@.com ---------

Apreciado Antonio:

Dudo que tengas nada que no se arregle con un analgésico. Es cierto que la meningitis cursa con cefalea o dolor de cabeza y molestias en la nuca, pero, como veras más adelante, te faltan una serie de datos. «Meningitis» quiere decir inflamación de las meninges, que son las membranas que cubren el sistema nervioso central. Los culpables de la inflamación suelen ser los virus que, por lo general, son magnánimos y producen meningitis leves; no es así en el caso de las bacterias, que normalmente protagonizan cuadros graves, sobre todo el llamado «Meningococo», que no es infrecuente, ya que se encuentra en la garganta de mucha gente sana.

La mayoría de los casos aparecen ahora, a finales del invierno o en primavera, afectando sobre todo a los menores de quince años. Se transmite directamente de persona a persona a través del aire. Cuando el enfermo habla o tose, libera microbios que pasan a la garganta de los sanos, donde pueden instalarse dando lugar a una faringitis o pasar a la sangre, llegando al cerebro y sus cubiertas. Entonces aparece fiebre alta, en torno a los 39° C, que responde mal a los antipiréticos, y dolor de cabeza intenso, así como vómitos bruscos, sin náusea previa, manchas rosadas en la piel y rigidez de nuca que impide mirarse el ombligo. Incluso pueden presentarse convulsiones, sobre todo en los más pequeños. Las secuelas, infrecuentes en los cuadros víricos, sí son importantes a veces en el caso de las bacterias, empezando por la sordera. Si esas bacterias pasan bruscamente a la sangre, pueden producir un *shock* con manchas rojas en la piel, fiebre alta y, en pocas horas, la muerte. Hay que acudir a Urgencias lo antes posible.

Deja de buscarte manchas y sácate el termómetro de la boca. Tu dolor de cabeza no es una meningitis, sino una cefalea tensional, producto del estrés. Nada raro tras un intensivo de zapatología. Te recomiendo una dosis de silencio, un baño relajante e incluso una siesta.

Un saludo,

José Luis Celso

Cuando la edad cierra el grifo

--------- A.Prensibo@.com ---------

Estimado doctor Celso:

Son las tantas de la madrugada y no lo va a creer, pero me encuentro en la bañera. La razón no es otra que mi mujer, a quien no le ha sentado muy bien el hecho de que llevo toda la noche paseándome de la cama al cuarto de baño. Al principio creí que había bebido demasiado durante la cena, pero la persistencia empieza a ser inquietante.

Esta noche ya empecé a notar que algo no iba bien porque tuve que ir al baño tres veces en las dos horas que separan la cena y el momento de acostarse. En la cama he seguido con el mismo baile. Luego Bea me «sugirió» que me «instalara» en la bañera para acortar la distancia y, de paso, la dejara dormir. Lo que más me molesta de este asunto no es no pegar ojo, ni la bañera; lo que me fastidia es que todo sea por cuatro gotas, que es lo que sale cada vez y, a pesar de quedarme con ganas, no hay manera de que haga más. Y casi mejor, porque lo que sale lo hace a fuego. Superado el martirio, vuelvo a intentar dormir y, cuando estoy a punto de lograrlo, va la vejiga y entra nuevamente en acción.

Desterrado en la bañera, puse un poco de música para amenizar mi marcha nocturna. Al terminar la canción, el «pincha» dio paso a la sección de Salud. Sé que me tiene prohibido el contacto con esos temas, pero estaba demasiado ocupado como para cambiar de dial. El locutor parecía muy interesado en los problemas de la próstata y acribillaba a preguntas al urólogo invitado. Gracias a eso encontré la solución. Lo que me pasa es que tengo la próstata grande. Todos los síntomas encajan con lo que dijeron: ir al baño muchas veces y con poca presión (lógico: para las cuatro gotas que echo no hace falta mucha).

Lo que no me quedó muy claro es qué hacer con las próstatas grandes. A decir verdad, no sé ni lo que es la próstata ni dónde se encuentra, así que si no fuera porque me está dando una noche toledana, ni me enteraría de que la tengo. Le agradecería que me explicara qué debo hacer para que se esté quieta, al menos de noche.

Le saluda algo desesperado, pero atentamente,

Antonio Prensibo

--------- J.L.Celso@.com ---------

Apreciado Antonio:

No tengo el placer de conocer tu próstata ni su tamaño exacto, pero me sorprendería si estuviera aumentando. Aun así, te la voy a presentar. Es una glándula masculina que rodea la uretra o conducto de salida de la orina. Se encarga de abastecer a los espermatozoides de los nutrientes necesarios para el largo viaje que emprenderán una vez que salgan. Puede aumentar de tamaño por varias causas, como una infección que la inflame, un tumor o incluso sin razón alguna, en cuyo caso hablamos de «hipertrofia benigna de próstata».

Las dos primeras causas son poco frecuentes, pero la última suele darse en un número importante de gente mayor, acompañada o no de síntomas. Éstos aparecen cuando al aumentar de tamaño la glándula comprime la uretra impidiendo que salga la orina.

En casos leves ni se nota, pero, según crece, el flujo de orina disminuye, de ahí que el chorro sea cada vez más débil. En cuadros más severos el obstáculo impide vaciar la vejiga adecuadamente. Se orina poca cantidad, ya que una parte se retiene, de manera que, al terminar, se queda uno con ganas y, para más inri, al rato tendrá que volver a repetir la operación.

La solución pasa por disminuir el tamaño de la próstata, y para ello disponemos de fármacos, muy efectivos en los casos leves, y cirugía para los casos severos, que consiste en quitar o realizar un corte en la glándula liberando la uretra del fastidioso «abrazo».

Antes de que te lances a por algo para tu próstata te recomiendo que pases por mi consulta para que te haga un análisis de orina, pues lo que me cuentas suena estrepitosamente a infección. El escozor y tu juventud lo delatan; eres demasiado joven para pelearte con la próstata.

No creo que te dure mucho, así que no desesperes. Enseguida podrás dormir una merecida siesta.

Un saludo,

José Luis Celso

--------- A.Prensibo@.com ---------

Estimado doctor Celso:

La maldición familiar ha caído sobre mí, que era el único ejemplar indemne. Mis hermanos, víctimas desde la juventud, me miraban con envidia, mi madre con orgullo, y mi padre la miraba a ella con desconfianza. Desde el jueves me persigue el mal que han padecido los Prensibo durante generaciones: la calvicie. Lo peor no es tener que asumir el *look* de Mr. Propper, sino soportar el acoso de los «Frentes Amplias». ¿Se ha dado cuenta de la cantidad de calvos que circulan por las calles? Es una invasión. Desde que mi peine es más peludo que mi cráneo, mi vida gira en torno al tema: veo la TV y se llena de anuncios de tónicos capilares; salgo a cenar y el vino es de Calvados, por no mencionar las tomaduras de pelo de la oficina.

Harto de ver más pelo sobre mi almohada que en mis sienes, decidí iniciar mi campaña contra la emigración capilar. Me comentaron que el huevo es lo mejor para fortalecer el cabello, así que compré una docena. Tras lavármelo, cogí uno e intenté partirlo, sin encontrar dónde. Todo eran superficies lisas. Entonces descubrí el vaso de los cepillos de dientes, salí de la bañera, casqué con éxito el primer huevo, pero fue al suelo. Para evitar mayor emplaste (y la bronca de mi mujer), me llevé el vaso a la ducha, donde no tenía cómo sujetarlo y recurrí a las rodillas para abrir el segundo. Al intentar llevarme el contenido a la cabeza me di cuenta de que iba a ser más difícil de lo esperado. A pesar de estar en plena ducha, se me pasó por alto el factor agua, que se llevó la mitad del huevo desagüe abajo. El resto buscó refugio en mi ojo de modo que, rebozado como un calamar, ciego y más calvo que nunca, salí de la bañera, resbalé, caí y, tras plantearme qué me dolía más, si el cuerpo o el orgullo, vi que era el momento de pedir consejo. Tiene que haber un sistema más fácil. No puedo jugarme la vida cada vez que me lave el pelo. De lo contrario dígamelo, ya que le haré un bien a la humanidad patentando huevo embotellado.

Le saluda algo desesperado, pero atentamente,

Antonio Prensibo

--------- J.L.Celso@.com ---------

Apreciado Antonio:

Bienvenido a la edad de la cabellera deslumbrante, cuando brilla por su ausencia. Empieza a hacerte a la idea de que dentro de poco lucirás el estigma de la sabiduría: una calva. Antes, deja que alguien con demasiada experiencia (según otros demasiada frente) te ilustre en un tema que trae de cabeza a gran número de varones de raza blanca.

La calvicie común o alopecia no consiste en la caída del cabello. El número no disminuye demasiado, pero sí su grosor y longitud. Factores genéticos y hormonales hacen que los folículos pilosos pasen de fabricar un pelo normal a producir vello, pelillos finos y cortos que apenas se ven, de manera que el resultado es una hermosa calva que aparece siguiendo un patrón: las entradas avanzan inexorables hasta juntarse con otra pelada redonda que ataca por la retaguardia.

El colmo de la ironía es cuando a una frente despejada le acompaña un cuerpo cubierto de pelo. ¿A qué se debe la mala distribución? Capricho de la naturaleza. Las mismas hormonas, fundamentalmente testosterona, que transforman la melena en vago recuerdo, convierten el vello corporal en una espesa mata mal ubicada.

Lo primero que hay que averiguar es si estás perdiendo cabello o, como el resto de la humanidad en primavera, te estás deshaciendo del pelo invernal que sobra.

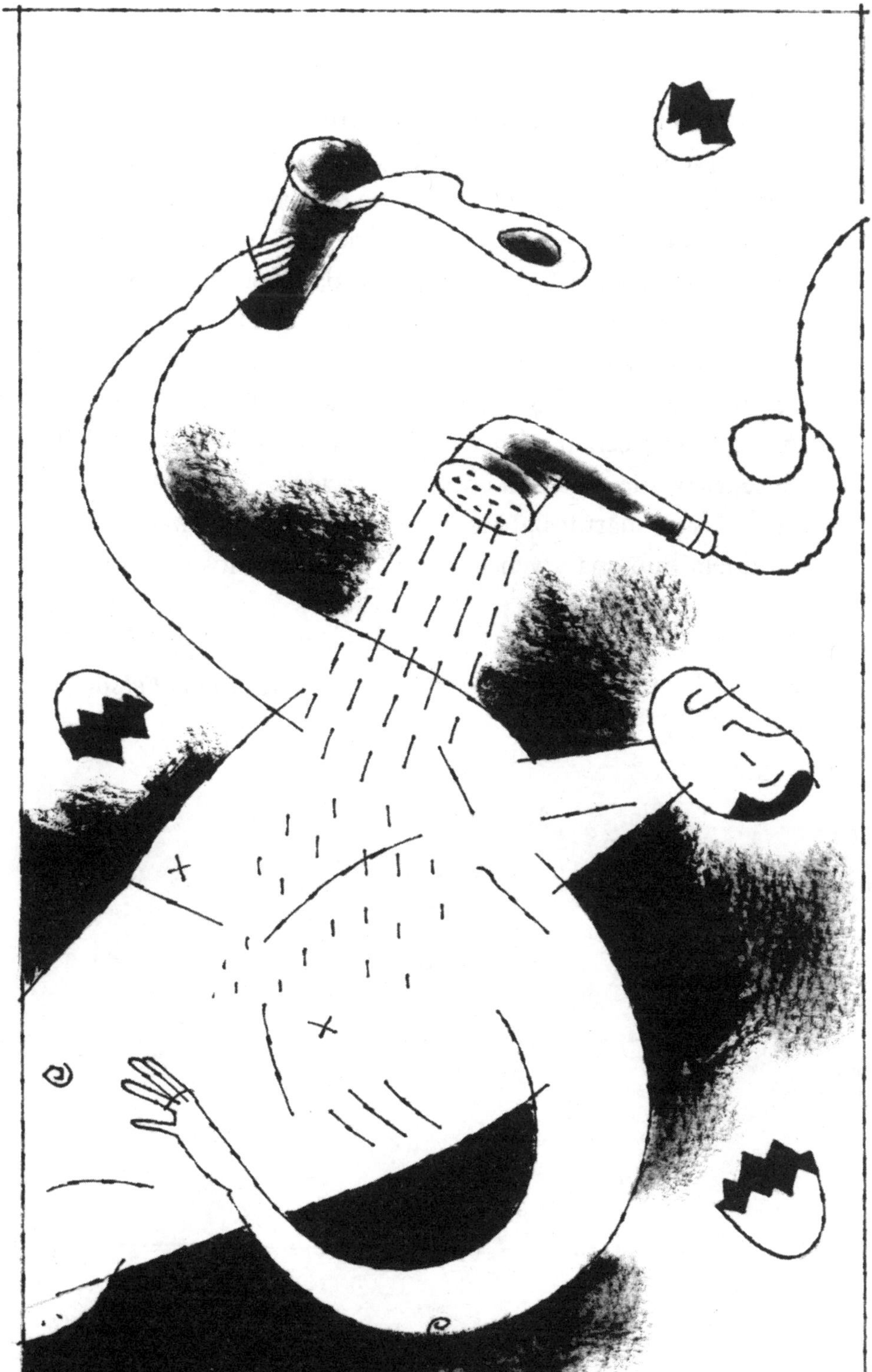

Si fuera lo primero, habría que determinar el tipo de alopecia que tienes. Hay más de cincuenta clases y muchas tienen cura, de forma que conviene detectarlas a tiempo. La mala noticia es que para la calvicie común no hay tratamiento eficaz, así que mucho cuidado porque eso la convierte en carne de cañón de los charlatanes.

No te dejes llevar por curas milagrosas; los folículos alterados no se recuperan. El tratamiento puede frenar o enlentecer su avance siempre que sea de por vida. Si se suspende, vuelve a entrar en acción.

No te alarmes antes de tiempo, deja de *hacer* de croqueta humana y ven a verme. Estudiaremos tu caso.

Un saludo,

José Luis Celso

Dame un respiro

--------- A.Prensibo@.com ---------

Estimado doctor Celso:

Hoy no tengo palabras para explicar lo mal que me encuentro y, aunque las tuviera, no podría articularlas. Me resultaría muy difícil ya que no puedo respirar. Llevo unos días acatarrado y mi nariz va tomando una tonalidad rojiza poco discreta. Me he «esnifado» el cargamento entero de gotas nasales de tres farmacias y sigo igual que un mocoso de preescolar incapaz de controlar las velas. Con decirle que en los semáforos me hacen rebaja en los kleenex. Incluso me han regalado dos chicles por buen cliente.

Mal que bien hasta ahora era llevadero, pero ayer las vías respiratorias se me declararon en huelga y me cerraron las rutas de acceso. Cada vez me cuesta más coger aire, hablo gangoso y, de tanto respirar por la boca, tengo la lengua como el papel de lija.

En un semáforo, mientras me aprovisionaba de kleenex, le conté mis penas a Pablo, el proveedor. Ya somos íntimos, pues nadie comprende mis problemas nasales como él. «Yo no sé mucho de esto —me dijo—, pero mi hija también empezó hace poco con catarro, a respirar mal, y acabó en Urgencias con un ataque de asma. Yo que tú me miraba eso.»

Se me caló el coche del susto. Salté del vehículo y me metí en un cibercafé para escribirle este mensaje. Tengo entendido que el asma te bloquea la respiración y te puede ahogar. De momento, sólo me ha afectado a la nariz, pero no pienso esperar a que progrese. Además, ya voy por mal camino; no sólo tengo el tapón nasal, me pica todo: la garganta, los ojos… hasta los oídos.

Me paso el día sonándome, rascándome y estornudando como un poseso, lo cual me deja muy poco tiempo libre para comprar sprays nasales y kleenex. ¿Qué debo hacer para volver a respirar? ¿Cómo se cura el asma? Y, sobre todo, ¿cómo se rasca uno los oídos?

Le saluda algo desesperado, pero atentamente,

Antonio Prensibo

P. D.: ¿No me podrá hacer un certificado para que la grúa me devuelva el coche que se ha llevado durante esta consulta?

--------- J.L.Celso@.com ---------

Apreciado Antonio:

A quién se le ocurre contarme por internet que se está asfixiando. Evidentemente a uno que no se ahoga demasiado. Parece mentira que montes este numerito por una nariz taponada, tan frecuente en todo catarro, aunque lo que me cuentas se parece más a una alergia primaveral.

No te asombres. Sé que nunca has tenido alergia al polen, pero es de esas cosas que pueden empezar a cualquier edad, aunque resulta más frecuente en los niños. Todo encaja. El picor de vías respiratorias altas, oídos incluidos, los estornudos y la rinorrea. No te extrañe, cada vez son más los alérgicos. Se cree que es por la polución, pero aún no hay una explicación fundamentada que justifique tal aumento.

El polen incluye partículas muy finas que penetran a través del epitelio mucoso de las vías respiratorias y contactan con nuestro sistema inmune local. Lo normal es que dicho sistema lo reconozca como una sustancia inocua y ni se inmute. Pero en los alérgicos las células defensivas identifican el polen como un agente dañino y no sólo reaccionan contra él cuando no deben, sino que lo hacen de forma exagerada. El culpable de los síntomas no es el polen, sino nuestro propio sistema inmune, que se desboca produciendo una inflamación de las mucosas respiratorias. Por eso se parece tanto a un catarro, salvo en detalles como el picor.

La solución, una vez empezada la polinización y el picor, se basa en fármacos antihistamínicos que evitan la liberación de sustancias pro inflamatorias (histamina). Para que funcionen deben tomarse antes de entrar en contacto con el polen, cuando aún no se ha liberado la histamina (primera hora de la mañana). Si se toman después, tardarán en hacer efecto, mientras el cuerpo elimina las sustancias inflamatorias que ya se han segregado. Lo mejor es vacunarse cada año antes de primavera.

Como ves, puedes respirar tranquilo. Cuando te recuperes y hayas recogido el coche, pásate por la consulta y te daré la receta de los antihistamínicos.

Un saludo,

José Luis Celso

Mujer de pelo en pecho

--------- A.Prensibo@.com ---------

Estimado doctor Celso:

Hoy ha sido un día de grandes cambios. Empezando por que yo me encuentro perfectamente y esta consulta es para otra persona. Pues el cambio de verdad lo está sufriendo mi mujer, que lleva unas semanas algo rara. Culpa del trabajo, creía yo. Por eso no di importancia a que se desahogara pasándose de rosca conmigo.

Decidí manejar la situación como de costumbre: con una cena romántica. Volvió el viernes de la oficina y se encontró con su plato favorito servido a la luz de las velas, bajo un enorme ramo de margaritas, y a Elton John de fondo. Todo fue de perlas. Del mal humor pasó a la risa floja (gentileza del rioja) y, al poco tiempo, estaba mimosa. La noche prometía y, desde luego, yo no iba a desaprovecharla. Tras veinte años de matrimonio, oportunidades así no se dan todos los días. Pero cometí un fallo, aunque aún no sé si me pasé con las velas o con el vino.

El caso es que no llegamos al postre y, en el momento álgido… ¡un pelo! Otro y otro más. Creí que con el arrebato me había desorientado y tenía todo del revés. «Vamos a ver, Antonio, no hace tanto tiempo, no puedes haber olvidado la anatomía básica.» Hice un repaso: cabeza, cara, labios, cuello… y escote. Sí, seguro que es el escote. Entonces ¿qué hace aquí esa pelambrera? Incrédulo, tiré de uno de los pelos y Bea me dio en plena cara.

Cuando reaccioné, estaba encerrada en el cuarto, donde lleva dos días. Tampoco la animo mucho a salir. Estará en plena metamorfosis y esas cosas se hacen mejor en privado. ¿No será una mujer lobo? Suele ponerse nerviosa con la luna llena y tiene malas pulgas. Si me receta un collar antiparasitario y un dardo tranquilizante, creo que me las arreglaré. Lo que no tengo tan claro es qué hacer con tanto pelo. ¿Se depila o hay alguna crema?, ¿una pastilla quizá?

Le saluda algo desesperado, pero atentamente,

Antonio Prensibo

P. D.: Durante las carantoñas previas al descubrimiento, Bea me mordisqueó algo la oreja. ¿Puede usted ponerme la antirrábica?

--------- J.L.Celso@.com ---------

Apreciado Antonio:

Tu problema no es la falta de práctica, sino de tacto. Deberías saber que una mujer, cuando pasa una mala época, puede descuidarse transitoriamente, empezando por la depilación. No es infrecuente que las mujeres tengan algún que otro pelo en la zona del escote y en torno al pezón.

Si no te has dado cuenta antes es porque Bea se deshacía de él, no porque no existiera. Y es que la mujer también fabrica andrógenos (hormonas masculinas); después de la pubertad, los ovarios y las glándulas suprarrenales segregan testosterona y androstenodiona. La piel, y sobre todo el pelo, está repleta de receptores para estas hormonas, que estimulan su crecimiento y la producción de sebo. Si su acción es exagerada, aparece acné y/o aumento del vello corporal. Tal hiperpilosidad no es siempre patológica, diferenciándose dos situaciones: la hipertricosis (exceso de vello púbico, axilar y en las extremidades), que está dentro de la normalidad, y el hirsutismo (el pelo desborda las localizaciones femeninas habituales y aparece en cara, tórax, abdomen y muslos).

Por lo que me cuentas, me imagino la reacción de Bea, mujer de temperamento ligeramente exaltado, como corresponde a toda latina, de piel canela, cabello oscuro y ojos negros, que por cierto son las que suelen tener algún que otro pelo de más y/o mal ubicado. Algo que por lo general carece de importancia, pero que en los casos más llamativos conviene descartar una alteración hormonal que requiera tratamiento específico. En condiciones normales, bastan los métodos tradicionales: decoloración y/o depilación, sobre todo con cera o, de forma definitiva, eléctrica, aunque es algo dolorosa, cara y requiere varias sesiones.

Por lo que sé de tu mujer, estará como una hidra y, si el encierro es proporcional al enfado, sólo saldrá empujada por la inanición. Ya puedes esmerarte en la cena de reconciliación y si una vez más no llegáis al postre, procura soplar la vela tras el segundo plato y… controla ese tacto.

Un saludo,

José Luis Celso

Mucho vicio

--------- A.Prensibo@.com ---------

Estimado doctor Celso:

Necesito asesoramiento inmediato, o puede que en breves instantes acabe metido en un lío. No sé si se acuerda, pero la última vez que hablamos Bea no estaba precisamente de buen humor, apenas me dirigía la palabra y las que me dirigía hacían que Torrente a su lado pareciera una monja ursulina. Cuando la oficina me mandó a una reunión en Amsterdam, aproveché para limpiar mi imagen marital con un fin de semana romántico.

Llegamos el viernes y, tras la reunión, empezamos a pasear y no paramos hasta habernos recorrido toda la ciudad, canales incluidos. No sé si Bea se estaba suavizando o agotando, pues ni siquiera se enfadó cuando le dije que el sábado tenía que cenar con los holandeses.

Aunque prometí despacharlos pronto, no fue tan fácil. Resulté el único casado del grupo y, por tanto, el único interesado en acabar lo antes posible. Peor aún, se empeñaron en que conociera todo lo que su país podía ofrecer y, si hay un país con ofertas estrafalarias, ése es Holanda. Tras la cena decidieron empezar por una copa; más bien fueron cinco o seis. Es curioso lo que hace el cambio de cultura. En España, cuando uno llega a la náusea, lo normal es irse a casa. Aquí, la primera arcada indica que llegó el momento de cambiar de local.

Me llevaron a uno de esos *coffee shop* diciendo que era por mi bien, ya que está demostrado que el *cannabis* quita las náuseas. Será porque los cadáveres no vomitan, pues fue dar dos caladas y ponerme a morir. Los socios empezaron a rodearme —para rematarme, creo—, así que me los sacudí como pude y salí corriendo. No paré hasta que empecé a verlo todo rojo y caí redondo. Me desperté en brazos de tres señoritas ligeritas de ropa que me ayudaban a levantarme.

No sé cómo salí del barrio rojo, pero sí que no puedo volver al hotel. No es que esté perdido, pero lo estaré si aparezco borracho como una cuba, fumado y apestando a perfume femenino. No me queda más remedio que esperar a que se difuminen los efectos de la noche. Mientras tanto, podría explicarme eso del *cannabis*. ¿Es verdad que es bueno para la salud?

Le saluda algo desesperado, pero atentamente,

Antonio Prensibo

Apreciado Antonio:

No seré yo quien te ilustre en cuanto a bebida y mujeres se refiere, pero quizás pueda contarte un par de anécdotas sobre el *cannabis*, el hachís, la marihuana y demás derivados. Su efectos se conocen desde hace más de cinco mil años. Tras inhalar el humo, son inmediatos y duran hasta dos o tres horas; se almacena en la grasa de manera que, incluso después de varias semanas sin consumir, si se adelgaza de repente, los síntomas reaparecen.

La acción del hachís está a medio camino entre el alcohol y los alucinógenos, produciendo al principio relajación y bienestar seguidos de excitación, depresión y alteraciones de la percepción, con disminución de la concentración, la memoria y la coordinación motora, así como bajadas de tensión y palpitaciones. Son muy típicos los ojos rojos, la sequedad de boca, la inhibición de la sudoración y el aumento del apetito. El consumo crónico puede afectar a la memoria y al rendimiento intelectual.

Hoy en día la marihuana está en el punto de mira. Se le han achacado propiedades medicinales como analgésico, antiestrés, antiglaucoma o contra los vómitos de la quimioterapia. Si bien posee propiedades de este tipo, no es oro todo lo que reluce. Para el dolor hay fármacos más eficaces sin tanto efecto secundario, igual pasa con el glaucoma y el estrés.

La polémica surge con su efecto antiemético, especialmente en los vómitos producidos por la quimioterapia, donde según algunos autores sí se ha demostrado su eficacia, aunque según otros no existen suficientes pruebas. Por otro lado, al fumar un porro no sólo inhalamos hachís, sino también tabaco, que no tiene efecto beneficioso alguno, más bien lo contrario, negativizando la ventaja que pudiera tener.

Espero que el resto de tu viaje curse sin incidencias. Aunque todo es posible en Amsterdam…

Un saludo,

José Luis Celso

Hasta el último aliento

--------- A.Prensibo@.com ---------

Estimado doctor Celso:

Ya puede dar gracias por el feliz día en que se le ocurrió este método de consulta, pues en estos momentos no le aconsejo una conversación cara a cara conmigo. Tampoco se lo recomendaría, si pudiera, a la señorita Gould, con quien tengo una entrevista de trabajo dentro de escasos minutos.

No es que no me considere preparado para el puesto, pero me temo que no seré capaz de abrir la boca en un mano a mano.

Hace cuatro días mi mujer llegó a casa con la caja de Pandora bajo el brazo. Este ejemplar en cuestión venía con el formato de revista del corazón, donde puede uno encontrar un par de trucos que te hacen la vida más fácil y mil dietas que te la hacen imposible. Entre ellas, una para mejorar la circulación a base de ajo.

Desde el primer día los efectos de la dieta son asombrosos. Ahora circulo sin problema alguno, nadie se pone en mi camino, al menos no durante mucho tiempo. Se acabaron los empujones en el autobús, los codazos en el ascensor, el nadar entre la multitud para pedir un café en la barra. Lo malo es que el café me lo bebo solo, no aguanto más de tres pisos encerrado conmigo mismo en un ascensor y aunque un autobús para mí solo es un lujo, sería más recomendable si no lo abandonara también el conductor. Cuando uno ejerce tal efecto sobre la gente, no tiene muchas posibilidades de que una extranjera, que no ha probado el ajo en su vida, le dé un puesto de trabajo.

Mi cuñada Julia, historiadora, me ha recomendado un remedio milenario. Según ella, los antiguos combatían el mal aliento poniéndose unas hojas de laurel y musgo debajo de la lengua. Lo he intentado, y el laurel pase, pero el musgo es una porquería. Por eso, me gustaría saber si conoce algún remedio más moderno que le permita a la señorita Gould sobrevivir a la entrevista y al conductor de mi autobús recuperar su vehículo.

Le saluda algo desesperado, pero atentamente,

Antonio Prensibo

--------- J.L.Celso@.com ---------

Apreciado Antonio:

Si lo que quieres es mejorar tu circulación sanguínea, hay métodos mejores. No hace falta que te aísles de la sociedad, deja la dieta y sustitúyela por unos medicamentos que te recomendaré. Ahora bien, si prefieres los remedios tradicionales, ya sabes que no hay nada como una buena sangría o una lavativa..., a gusto del consumidor.

Deja de rumiar como un camello y escupe esa porquería. El mal aliento es un problema serio, que puede dificultar las relaciones humanas, pero no hay que llegar a soluciones extremas, sobre todo cuando las habituales funcionan de maravilla.

El mal aliento se debe a causas muy diversas. En la boca se produce por caries, infecciones o tumores de las encías y suelo de la boca, mala higiene, algunas amigdalitis o faringitis, la difteria, la sífilis o algún cuerpo extraño que quede atascado en las fosas nasales. El mal olor también puede provenir de más arriba o más abajo tanto del aparato respiratorio como del digestivo. Tal es el caso de ciertas sinusitis, rinitis, bronquitis, neumonía, hernia de hiato o el divertículo esofágico. Pero no siempre se puede echar la culpa a los más próximos, muchas enfermedades generales pueden manifestarse por mal aliento: la diabetes huele a acetona, el fracaso renal a urea y el hepático a manzanas pochas.

Es cierto que la legendaria Dama de Salerno escribió en la Edad Media una especie de tratado médico en el que se aconsejaba un remedio sarraceno a base de laurel y musgo para purificar el aliento, pero también recomendaba abejas machacadas para dar brillo al pelo. ¿Verdaderamente te parece una fuente fiable? El tratamiento de las halitosis hoy en día se basa, siempre que sea posible, en eliminar la causa. Si con eso, incluida una buena higiene dental tras cada comida, no es bastante, se puede recurrir a enjuagues bucales para eliminar las bacterias o en última instancia a chicles y pastillas mentoladas que camuflan los casos rebeldes.

Un saludo,

José Luis Celso

Sinsabores de la vida

--------- A.Prensibo@.com ---------

Estimado doctor Celso:

¡S.O.S.! Bea me quiere envenenar. Me acaba de llamar para que nos sentemos a la mesa, donde seguro que me espera un gazpacho con la dosis de hoy bien camuflada con el ajo. Al principio pensé que era culpa de los cursos de cocina a los que se ha apuntado y que mi estómago lleva sufriendo una semana. No crea que insinúo que me quiere intoxicar sólo porque lo que prepara sea incomible, sino por otra serie de indicios que he podido apreciar. Para empezar, parece que soy el único que nota algo raro en la comida de mi mujer. Los invitados no sólo dicen que todo está buenísimo, sino que los muy masocas se comen hasta las raspas.

Lo peor es que el suplicio no se limita a las horas de comida; el mal sabor de boca me dura todo el día y no hay forma de deshacerse de él. Me he lavado los dientes hasta desgastarlos, he cambiado de pasta once veces, tengo agujetas en la lengua de tanto masticar chicle, por no mencionar un resacón espantoso tras beberme tres enjuagues bucales.

Tenemos poco tiempo, su plan empieza a surtir efecto. Me cuesta una barbaridad hacer las cosas, al mínimo esfuerzo me quedo sin aliento y, lo más curioso de todo, es que tengo una sensación rarísima, como si miles de hormigas se pasearan por mis brazos y piernas. ¿Estaré empezando a morirme por las extremidades? Incluida la cara, que está tomando tonalidad mortecina. Si viera lo pálido y ojeroso que estoy se daría cuenta de que tengo razón, de que Bea se está deshaciendo de mí poco a poco. Podría decirle que sus platos son incomibles y negarme a ingerirlos, pero dejo ese recurso para cuando no tenga otra salida que el suicidio.

He intentado alejarla de mis alimentos, invitarla a cenar fuera, cocinar yo, recurrir a la comida precocinada… pero no hay forma. Con la excusa de que tiene que practicar para su curso de cocina, no hay quien la separe del fogón ni a mí del cianuro. Por eso me gustaría pedirle un antídoto, para poder comer tranquilo mientras pienso en cómo evitar los instintos asesinos de Bea. Si le llevo una muestra del gazpacho, ¿la puede analizar? Así, al menos, tendríamos pruebas.

Le saluda algo desesperado e intoxicado, pero atentamente,

Antonio Prensibo

--------- J.L.Celso@.com ---------

Apreciado Antonio:

Si me traes una muestra del gazpacho de Bea, que sea una buena cantidad, un litro bastará. Me han dicho que desde que va a esos cursos hace el mejor gazpacho que se haya probado y no quisiera perdérmelo.

No creo que tu mujer tenga intención de envenenarte. Sin embargo, los síntomas que mencionas hacen pensar en una anemia perniciosa, producida por la falta de cierto factor gástrico que permite la absorción de la vitamina B_{12}. Su déficit reduce los glóbulos rojos y deteriora la transmisión nerviosa. La falta de hematíes hace que la sangre no transporte suficiente oxígeno a los tejidos. Aparece entonces el cansancio. La afectación de los nervios altera la transmisión de los impulsos y se manifiesta por hormigueos en brazos y piernas, así como debilidad muscular y pérdida de sensibilidad a las vibraciones. También se ve afectada la lengua: en un principio, aparecen manchas rojas y, posteriormente, estrías. Evoluciona a una lengua lisa, roja y dolorosa, con dificultad para cumplir su función gustativa, por lo que se tiene mal sabor de boca. El dolor que cuentas no creo que sean agujetas del chicle, ni el mal sabor de boca porque Bea te aliñe el gazpacho con cianuro; más bien parece que estás bajito en vitamina B_{12}.

El tratamiento consiste en aportar lo que falta, vitamina B_{12}, que en el caso de la anemia perniciosa debe ser en inyecciones y de por vida. Pero las disminuciones de B_{12} no se deben siempre a este cuadro; malas absorciones intestinales crónicas también impiden que entre suficiente vitamina. Debo averiguar si tienes uno de estos cuadros y, para ello, debo examinarte y hacerte análisis. Hasta entonces deja el ordenador y ve a comer antes de que se enfríe, o la cocinera te matará y no creo que se ande con venenos ni sutilezas.

Un saludo a los dos,

José Luis Celso

¡Invasión!

--------- A.Prensibo@.com ---------

Estimado doctor Celso:

La verdad es que no sé si consultarle por este dolor de cabeza espantoso o porque posiblemente me he intoxicado a base de analgésicos. Todo empezó ayer por la tarde con la llegada de mi sobrino Rodrigo. Mi mujer y su hermana decidieron ir de compras y, como el padre de la criatura estaba de viaje, le tocó al pobre tío Antonio hacer de niñera.

El infante llegó con consola incorporada. No decía ni mu, sólo se oían los ruidos de la máquina, una música infernal, por cierto. Intenté que la bajara, pero no se dio por aludido, ni pestañeó. Llegó la hora de la merienda y tres cuartos de lo mismo. Le llamé mil veces, grité otras tantas, hasta le puse un bocadillo de mortadela de bigote, pero ni pito caso. No parecía humano. Entonces caí: era un caso clarísimo de abducción por extraterrestres; se habían llevado la esencia y dejado su cuerpo vacío. La máquina del ruidito debía ser el transmisor que iba transfiriendo la mente de Rodrigo a la nave nodriza. Con la rapidez del rayo, le arranqué aquel trasto. El efecto fue apoteósico. ¿Cómo puede un cuerpo tan pequeño soltar tanto decibelio?

Del susto que me dio, el aparato alienígena salió volando y se hizo añicos. Al verlo Rodrigo, se puso cada vez más rojo antes de deleitarnos a mí y a todo el barrio con un sonoro berrido. Para colmo de desgracias, Bea y mi cuñada entraban en ese momento, y Cristina, cual leona, se lanzó sobre mí dispuesta a defender a su cachorro hasta la muerte. Intenté explicarle que acababa de salvar a su retoño de un secuestro intergaláctico, pero evidentemente la criatura ha heredado las cuerdas vocales de la madre y me fue imposible hacerme oír mientras una me gritaba y el otro se desgañitaba. Bea no iba a ser menos y se unió al dúo, de manera que en cuestión de segundos me vi atacado acústicamente por todos los flancos.

No sé cómo sobreviví, pero saqué en claro una cosa: la vida del héroe es dura. En lugar de recompensa, recibí una jaqueca espantosa que no he logrado eliminar. ¿No me habrán implantado los marcianos un tumor cerebral? Peor aún, quizás sea un «alien». Por Dios, debe hacer algo inmediatamente, antes de que crezca. Además,

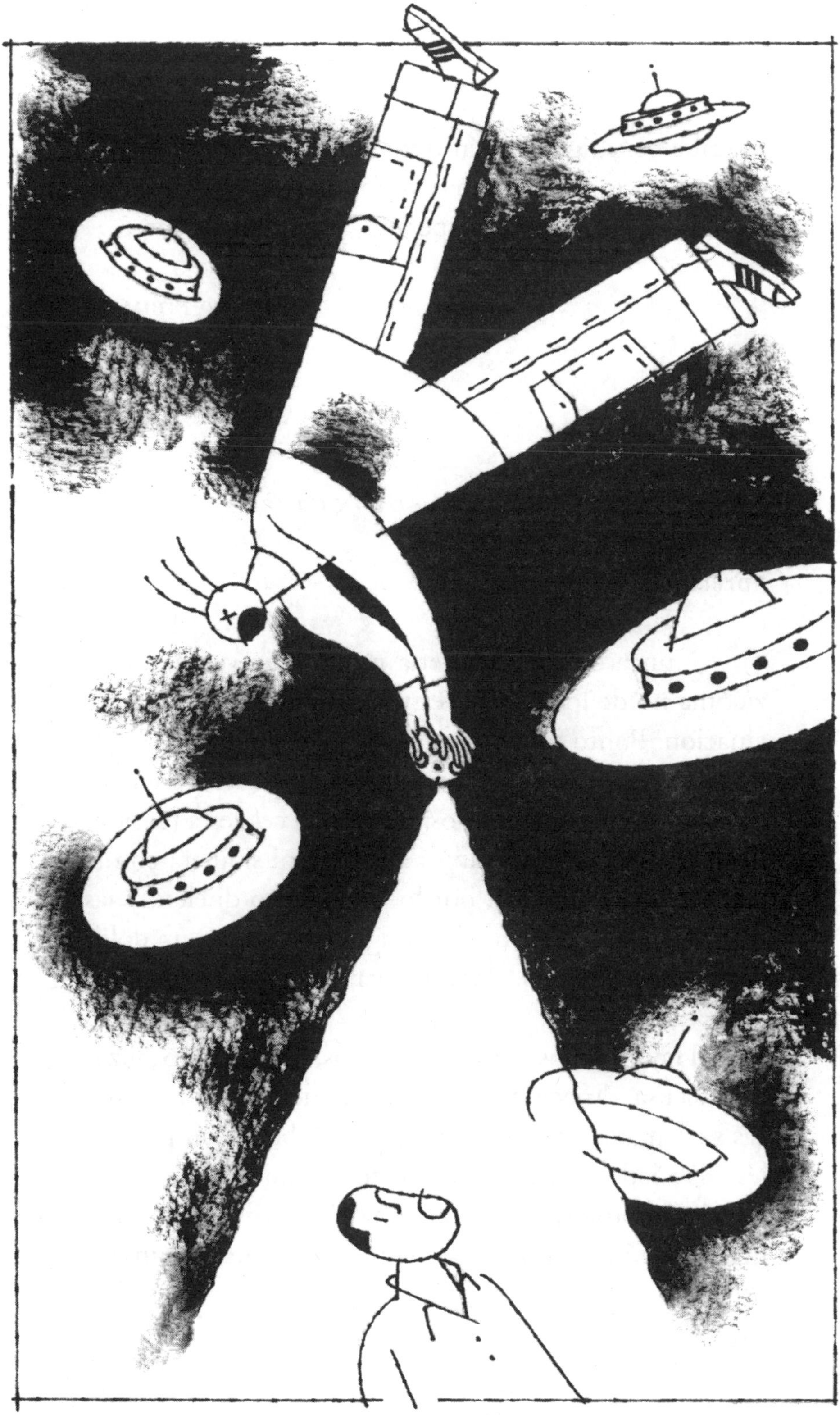

si acaba conmigo, ¿quién frenará la invasión? Conteste pronto, doctor, la humanidad nos necesita.

Le saluda muy desesperado, pero atentamente,

Antonio Prensibo

--------- J.L.Celso@.com ---------

Apreciado Antonio:

Nunca oí tanta tontería junta. Una vez más eres víctima no de los extraterrestres, sino de tu propia imaginación. Punto número uno: los marcianos no existen, y en caso de existir, no iban a delatarse a grito pelado en tu salón. Punto número dos: tienes una cefalea a tensión. Nada que ver con un tumor cerebral, ni siquiera con la jaqueca. Los primeros, por lo general, no duelen, y las segundas, también llamadas «migrañas», no son un dolor de cabeza cualquiera, sino que tienen unas características específicas.

Hay muchos tipos de cefaleas, según su localización, causa, duración, patrón de aparición... Las jaquecas suelen afectar a una mitad de la cabeza, son pulsátiles, asociadas o no al llamado «aura» (alteraciones visuales, motoras, del habla...), con náuseas o vómitos y una duración en torno a las veinticuatro horas. Su intensidad incapacita a la persona para continuar con sus actividades diarias, y es frecuente encontrar varios casos dentro de una misma familia, pues tienen un componente genético importante. Se desencadenan fundamentalmente por el estrés, los cambios hormonales o climáticos, los «nervios» y los problemas de cervicales. Mucha gente las cree incurables porque los analgésicos no son muy eficaces; sin embargo, con medicación adecuada remiten las molestias.

Relájate, date un buen baño caliente y te quedarás nuevo. No te preocupes por la paz estelar, que para eso está el señor Spock.

Un saludo,

José Luis Celso

De «divertidos», nada

--------- A.Prensibo@.com ---------

Estimado doctor Celso:

Necesito que me informe urgentemente acerca de los «divertidos». O que me mande a un cirujano de su confianza para que me los opere, porque estoy en pleno ataque de «divertiditis» (o como se escriba). Ayer por la tarde empecé a notar que algo me rondaba el cuerpo buscando dónde atacar. A eso de las diez de la noche, justo cuando entrábamos en el cine, el objetivo se fijó en plena tripa. Los intestinos, dispuestos a vender caro el pellejo, se rebelaron con tanto ímpetu que los ruidos de la lucha se oían cuatro filas más atrás. Los efectos de la guerra no se hicieron esperar. Doblado de dolor, salté por encima de la fila de rodillas que me separaba del pasillo, y camino del baño batí los cien metros lisos en la modalidad de piernas cruzadas.

Superada la crisis, la barrera de rodillas y las malas caras, recuperé mi asiento. Pronto volví a perderlo no una, sino tres veces más. Con cada viaje, los chasquidos de lengua fueron dando paso a amables solicitudes de que me estuviera quieto de una vez, luego a imperativos menos educados, para terminar con insultos variados. Tras esquivar una zancadilla y dos proyectiles no identificados durante mi cuarta salida, no me pareció buena idea volver a cruzar la línea de fuego hacia mi butaca. He tenido que meterme en un cibercafé a esperar que mi mujer salga del cine.

He tardado cuarenta minutos en escribir estas míseras líneas, ya que no hay una sola frase que no termine en el cuarto de baño. Mi vecino de ordenador ha hecho una búsqueda sobre el tema. Por lo que me cuenta, todo es culpa de los «divertidos» que tengo en el intestino. No me ha podido explicar muy bien en qué consisten, sólo que son unos sacos que salen en las tripas produciendo dolor, diarrea y no sé cuántos problemas más. No tengo intención de descubrirlos, me basta con saber que se operan y se quitan. Por favor, dése prisa en hablar con el cirujano.

Le saluda algo desesperado,

Antonio Prensibo

P. D.: ¿Se puede saber qué tienen estos sacos de «divertidos»? (¿Quién fue el inconsciente que les dio nombre?)

Apreciado Antonio:

No tengo ninguna referencia de los «divertidos». Me imagino que te refieres a los divertículos, del latín *divertete* (separarse) y que nada tienen que ver con la diversión. Se trata de sacos (entre 0,2 y 2,5 cm) que se forman cuando un trozo de la mucosa que recubre el interior del intestino sale a través de un punto de debilidad en las fibras musculares que la rodean. Son bastante frecuentes, sobre todo con la edad (hasta el 50 por ciento de las personas de cincuenta años los tienen). Eso no significa que la mitad de los mayores de cincuenta años sufran sus consecuencias, ya que no suelen dar síntomas o son muy leves. Es posible que se den periodos de estreñimiento alternados con crisis diarreicas.

La diverticulosis es más frecuente en el colon, sobre todo en la parte final, donde es más estrecho y soporta más presión. Lógico, si se tiene en cuenta que se producen cuando las paredes intestinales soportan presiones altas durante años. Esta situación se ve favorecida por contracciones anómalas del colon, dietas pobres en fibra y, en definitiva, cualquier causa de estreñimiento.

Si no dan síntomas, basta con una dieta rica en fibra. Sólo se tratan en caso de ciertas complicaciones, como cuando se infectan, se perforan o sangran. Su infección produce síntomas similares a los de la apendicitis en el lado izquierdo; de no responder al antibiótico, se operan para evitar que se perforen y provoquen una peritonitis. En caso de sangrado, éste puede ser cuantioso y requerir la coagulación del vaso o la extirpación del divertículo; o ser una hemorragia pequeña a lo largo del tiempo que puede pasar desapercibida y manifestarse sólo por anemia.

No encuentro ningún motivo para meterte en quirófano por una gastroenteritis. Sólo una recomendación importante: ya que estás en un bar, pide una botella de agua y no la sueltes hasta vaciarla o llegar a casa y sustituirla por agua de limón. Ya sabes: un litro de agua mezclada con el zumo de dos limones, una punta de sal, otra de bicarbonato y sacarina a tu gusto.

Un saludo,

José Luis Celso

Un día de perros

--------- A.Prensibo@.com ---------

Estimado doctor Celso:

Me pica todo, no paro de rascarme ni un segundo. Ni siquiera para escribir. Con un dedo le doy a la tecla y con los que sobran a la piel. Por mucho que diga mi mujer, es todo culpa de Clara, esa señora tan rara del museo. Ya me costó aguantarla a lo largo y ancho del Reina Sofía, pero después de haberla soportado el resto de la semana creo que lo único que me impide degollarla es que tengo las manos ocupadas en el rascado. Si ya le dije a Bea que tomar con ella un café tras la visita no era buena idea, pero me salió con que un café no cuesta nada...

¿Nada? Claro, ella no se está dejando la piel por culpa de alguien que cree que por tomar café con un par de víctimas adquiere el derecho a pasar el resto de sus días pegada a ellos. Porque desde ese momento no logramos quitárnosla de encima ni con aguarrás. Ayer mi paciencia se desbordó. La gota que la colmó responde al nombre de Renato. Nada más abrir la puerta entró sin saludar, se instaló en mi sofá y sólo le faltó pedir una cerveza. Hay pocas cosas que odie más que la falta de educación, pero encabezando la lista están los perros y Renato reunía ambas cualidades. Un chucho ceniciento de medio palmo que, tumbado en MI sillón me observaba desafiante a través de un tupido flequillo gris. Yo le devolví la mirada para que se enterara de que el sentimiento era mutuo. Entonces dio un brinco y se lanzó ladrando en mi dirección. Agarré a la dueña dispuesto a usarla como escudo, pero acabé usándola de apoyo y no moral precisamente. Viendo que la fiera cruzaba bajo nuestras piernas, sólo me dio tiempo a saltar sobre los hombros de Clara para salvar los tobillos. Segundos después estábamos los dos en el suelo. Bueno, ella en el suelo y yo sobre ella, mientras Renato victorioso me lamía una oreja.

El lado positivo del asunto es que creo que no veremos a ninguno de los dos en una temporadita. El negativo es que ese bajito peludo de mal aliento me ha contagiado la sarna. Estoy lleno de ronchas rojas que pican como demonios. En las últimas dos horas me he duchado tres veces y bañado otras dos. Me he restregado con jabón Lagarto, alcohol, hasta quitaesmaltes y ni por ésas consigo desparasitarme. Si tiene otra solución, ruego me la comunique lo antes posible.

Le saluda desesperado, pero atentamente,

Antonio Prensibo

--------- J.L.Celso@.com ---------

Apreciado Antonio:

Espero llegar a tiempo de salvarte el pellejo antes de que te lo termines de arrancar. He de confesarte que lo más extraordinario de la historia que me cuentas no son las cualidades de tu querido Renato, sino la rapidez de sus parásitos. La sarna, producida por un ácaro, el *Sarcoptes scabei*, sólo se transmite por contacto íntimo y los picores tardan unos días en aparecer. Por eso me inclino más hacia una urticaria como posible diagnóstico. Las urticarias son reacciones del sistema vascular e inmune a diversos factores, que se manifiestan por habones de aparición brusca acompañados de un intenso picor. Suelen desaparecer a las pocas horas (entre tres y ocho horas) aunque existen formas crónicas más duraderas. El grado de severidad es variable: desde ronchas más o menos molestas y/o extendidas a problemas respiratorios graves, aunque poco frecuentes. Las causas que desencadenan los

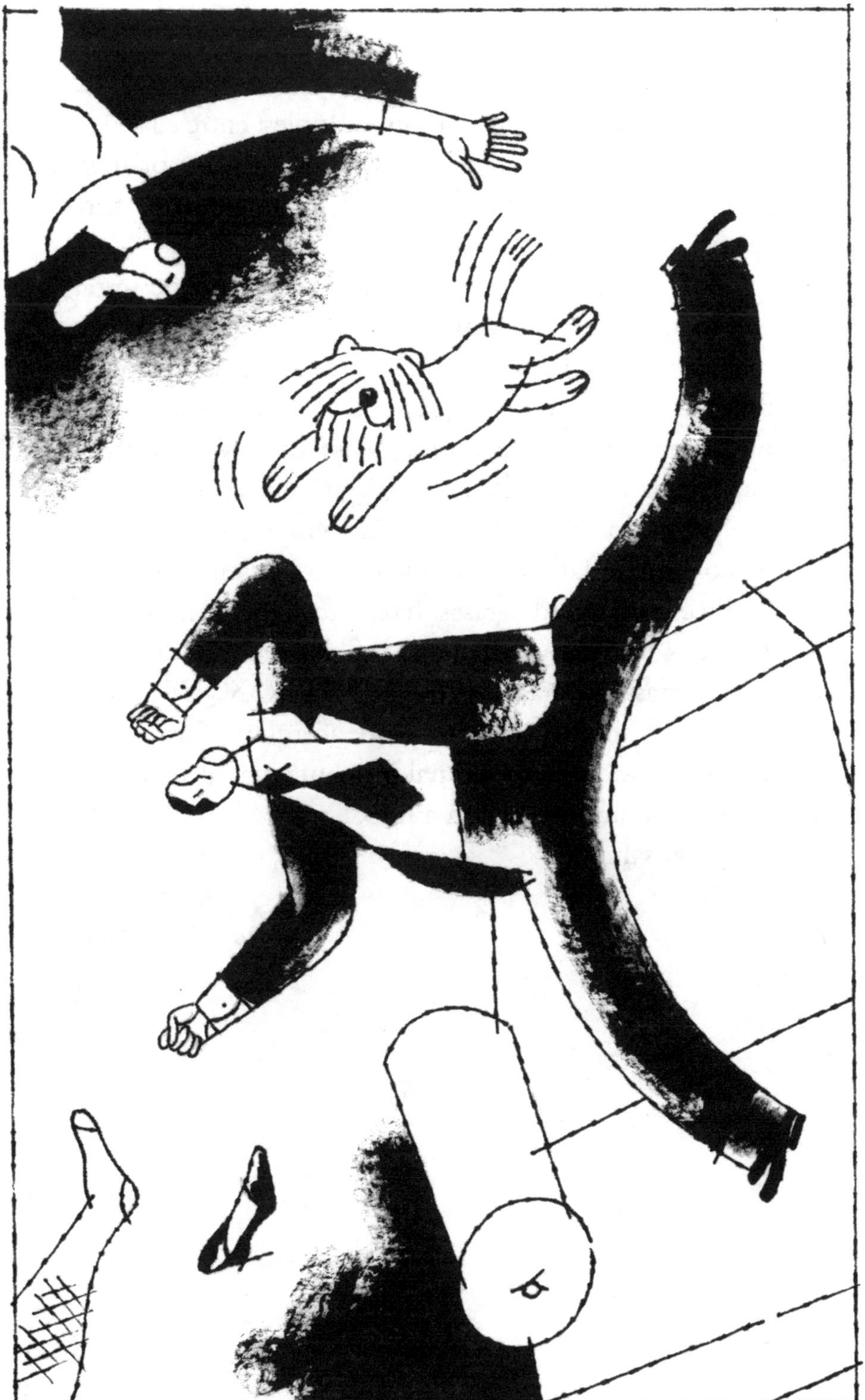

ataques agudos de urticaria son múltiples; entre ellas destacan determinados alimentos, medicamentos, plantas, picaduras de insectos, pelo de animal, presión, frío, calor…

Una vez que aparece la urticaria se puede tratar con medicamentos, así que no desesperes. Tampoco van mal los baños templados con gel de avena, el talco mentolado o incluso el hielo. Si todavía tienes lesiones y/o piel, ven para que pueda verlas y aseguremos el diagnóstico. Si han desaparecido, debes seguir unos consejos: evita el estrés, los cambios bruscos de temperatura y los fármacos antiinflamatorios, mejora tu sistema inmune (reduce la ingesta de grasas, haz ejercicio y toma alimentos ricos en vitaminas), bebe mucha agua, mantén las uñas cortas, hidrata tu piel y ¡NO TE RASQUES!

Y un último consejo: no te acerques a los perros. Ya sabes cómo son los animales; cuanta más alergia se les tiene, más cariño le cogen a uno.

Un saludo,

José Luis Celso

Tomar cartas en el asunto

--------- A.Prensibo@.com ---------

Estimado doctor Celso:

¡Eureka!, lo tengo. He descubierto a ese magnicida de la sociedad para la expansión y desarrollo del ántrax que se dedica a contagiar a medio planeta. Es todo un honor del que me sentiría más orgulloso si no implicara ser una de sus víctimas. Hace cosa de cuatro días que llegó a casa una carta de un tal Malcom Toses, de Estados Unidos, quien, muy consternado con el ambiente guerrero que nos rodea, ha querido contactar con todo pariente vivo, a lo largo y ancho del globo, para lanzar una señal de hermandad.

Emocionado leí y releí la carta hasta deshidratarme en lágrimas. Me sentía tan especial formando parte de esa gran familia intercontinental... Hoy, tres días más tarde, sigo llorando, esta vez por la congestión. Estoy hecho un asco; afónico, color lechuga, con la nariz como una patata y los ojos como tomates. En ese estado, lo último que necesitaba era la visita de Javier, un vecino con alma de *boy scout* que, no contento con inundarme el salón cada vez que se ducha, me nombró esta mañana víctima de su buena obra de la semana.

Tras dos horas de sonoro monólogo sobre la contaminación acústica, la forma más caritativa que se me ocurría para callarlo era el degüello. Lástima que me acobardase y optara por proponerle ver las noticias, porque el que perdió el habla y casi la conciencia fue el que suscribe. Salió un reportaje que explicaba con todo lujo de detalles el problema del ántrax, cómo se puede confundir con un catarro y cómo el último grito es transmitirlo por carta. Cartas iguales a la que desde hace días reposa en mi salón. Al recordarlo entró en acción mi instinto de supervivencia. Salté del sillón, agarré la carta y mientras con una mano le prendía fuego, con la otra ponía a salvo a Javier en el ascensor. A la espera de su respuesta iré alertando al FBI para que localice a esa especie de doctor Bacterio yanqui.

Le saluda algo desesperado,

Antonio Prensibo

P. D.: ¿No sabrá el e-mail del FBI?

--------- J.L.Celso@.com ---------

Apreciado Antonio:

Antes de enrolarte en el FBI ve a la entrada de tu casa y comprueba que no está en llamas. Por lo visto el catarro te ha embotado las neuronas. ¿A quién se le ocurre tirar al suelo un papel ardiendo?

Dada la situación actual, hace semanas que espero tu consulta. Ante todo, hay que distinguir entre lo que entendemos por ántrax (infección cutánea benigna por estafilococos) y lo que los americanos llaman ántrax, que es lo que nosotros llamamos «carbunco». Esta última modalidad, producida por el *Bacillus anthracis*, es la que nos trae de cabeza. Es una bacteria capaz de formar esporas y resistir un año a la intemperie.

El problema es que lo que siempre se manifestaba en la piel, ahora parece que afecta a las vías respiratorias y digestivas. La diferencia estriba en que, en lugar de contagiarse por el contacto directo de la piel con un animal infectado, se inhalan o ingieren las esporas.

Las bacterias en sí son inofensivas, pero liberan toxinas que destruyen los tejidos en los que anidan dando lugar a los distintos cuadros. El carbunco, una úlcera irregular similar a una quemadura indolora, es relativamente fácil de diagnosticar y tratar. No ocurre así con el cuadro digestivo —similar a una gastroenteritis— ni con el respiratorio, que comienza como un cuadro gripal, pero que a los dos o cuatro días se complica con fiebre alta, dificultad para respirar y tos con sangre.

La carta que has recibido es una prueba que no conviene destruir y menos quemar. Lo ideal es llevarla en una bolsa a la Policía o Guardia Civil para su estudio. La próxima vez, ante un correo sospechoso, guárdalo herméticamente en una bolsa de plástico, junto con la ropa que lleves y date una ducha. Conviene avisar (no echar de casa) a las personas que han tenido contacto con el sobre; no contigo, ya que no se transmite entre humanos. Si notas algún signo de alarma, lo mejor es ir al centro médico más próximo. Mejor dicho, ven a mi consulta antes de provocar el caos en el FBI.

Un saludo,

José Luis Celso

¿Thai cansados?

--------- A.Prensibo@.com ---------

Estimado doctor Celso:

¡S.O.S. desde Bangkok! Sólo a mi empresa se le ocurre enviarme a Tailandia en pleno conflicto internacional. Si ni los pájaros sobrevuelan la zona, y yo aguanté doce horas en un zulo alado con otras trescientas personas, todos atacados de los nervios, unos por «mono» nicotínico y otros hartos de bordear la frontera afgana tras seis horas de *tour* por los espacios aéreos de Oriente Próximo. Yo no me moví de mi asiento, clavé los dedos en el posabrazos nada más despegar y ahí se quedaron hasta que me sacaron. Ni siquiera, una vez instalado en el hotel, fui capaz de moverme, teniendo que recurrir al servicio de habitaciones para cenar.

«Usted lo que necesita es un buen masaje tailandés para relajar esos nervios», me recomendó el camarero antes de irse. Intentando recuperar algo de dignidad, increpé: «¿Qué nervios?» A lo que el joven oriental contestó: «Los que me han obligado a cortarle el filete y darle la sopa, señor.»

No tardaron en llamar a mi puerta y lo que entró no me relajó precisamente. Era la Schiffer Thai con traje regional incluido que, sin mediar palabra inteligible, se abalanzó sobre mí y me dejó en calzoncillos.

No pude pedir auxilio pues fui engullido por unos pantalones descomunales, capaces de albergar al hotel entero y dejar sitio al fondo para las visitas. Le aseguro que esa historia de que las orientales son más dóciles es pura falacia, ésta no se quedó contenta hasta que me agredió físicamente. Atacó con toda la artillería: los dedos, las palmas, los puños, los brazos, las rodillas, las piernas, los pies… y, cuando se cansó, recuperó sus pantalones y desapareció dejándome hecho trizas.

Nada más abrir un ojo esta mañana, llamé a mi mujer para comunicarle que seguía teniendo marido, en todos los sentidos. Bea estuvo encantadora: un «te echo de menos» por aquí, un «cuídate» por allá, un «vuelve pronto», y el colofón jocoso:

«Creo que hay monumentos espectaculares por ahí. Espero que te centres en los de piedra, que ésos no contagian la hepatitis B.»

Estoy algo tenso, ¿será principio de hepatitis? Necesito su ayuda.

Le saluda algo desesperado, pero atentamente,

Antonio Prensibo

P. D.: Yo no he aprobado la hepatitis A. ¿Puedo pasar directamente a la B?

--------- J.L.Celso@.com ---------

Apreciado Antonio:

Las hepatitis no son pruebas ni exámenes a superar. Las letras nos permiten aclarar el tipo de virus que está infectando el hígado, ya que hay varios (A, B y C son los más conocidos). Se trata de gérmenes de distinta agresividad, por lo que la transmisión, evolución y pronóstico de cada uno resulta diferente.

El virus de la hepatitis A es muy frecuente en España y se transmite por agua y alimentos. Salvo en niños muy pequeños o en inmunodeprimidos, se trata de una infección bastante benigna. En el reverso tenebroso encontramos los virus B y C (VHB y VHC, respectivamente), más agresivos que el anterior y con mayor tendencia a producir cirrosis y/o tumores hepáticos con el tiempo. El VHB se contagia sobre todo por vía sexual y el C por sangre contaminada, aunque en realidad los dos utilizan ambas vías. Tras un tiempo de incubación, entre dos semanas y seis meses, aparecen los síntomas: cansancio, falta de apetito, dolores articulares, fiebre, color amarillo de piel y orina oscura, acompañados de dolor en el costado derecho. Por lo general, es un cuadro que se cura solo. El tratamiento específico es difícil y no inocuo, por lo que se reserva para los casos más graves. Suele ser suficiente una dieta libre de alcohol, grasas y evitar ciertos fármacos.

Existen vacunas contra el VHB que se administran a niños y a adultos con riesgo de contagio (profesionales sanitarios, inmunodeprimidos, viajeros a zonas endémicas...). Ya sólo me queda decirte que siento que no hayas podido disfrutar de uno de los mayores placeres de la vida, un buen masaje. No te preocupes, unos pantalones como los que me describiste espantan a la hepatitis más pintada, por no hablar de las mujeres.

Un saludo,

José Luis Celso

¡Silencio!, se escucha

--------- A.Prensibo@.com ---------

Estimado doctor Celso:

Hoy hemos sufrido una inspección médica en la oficina, uno de esos estudios de riesgos laborales que están tan de moda. Las batas blancas nos invadieron midiéndolo todo: luz, sonido, mesas, sillas, ventanas... entrometiéndose por todas partes. Cuando, en pleno balance de cuentas, ondearon el décimo trasto bajo mis narices, no pude reprimir un: «¿Y ahora qué?» El operario ni me miró, pero el aparato se encendió como un árbol de Navidad. «Control de sonido, caballero», susurró el tipo, y el chisme ni se inmutó. Así que cuanto más alto se hablaba, más luces se encendían.

Decidí batir mi propio récord. «¿CÓMO FUNCIONA ESTO?», pregunté a voz en grito hasta iluminar el 70 por ciento de las luces. Animado por el resultado, proseguí con un «¿HACEN ESTO MUY A MENUDO?» que me introdujo en el nivel lumínico rojo. Estaba en plena forma, concentrado en mi misión, dispuesto a romper la barrera del sonido. Me acerqué al cacharro, bramando como un poseso: «Y ¿CÓMO FUNCIONA ESTO?» El esfuerzo no fue en vano y logré la máxima puntuación. Me di la vuelta de un salto, dedos en V a lo Churchill, dejando escapar un «¡ja!» triunfal.

Tras un operario lívido se escondía la oficina entera, y no para vitorearme. Reinaba un silencio sepulcral. Al intentar explicar la situación, todos se llevaron las manos a los oídos escondiendo la cabeza entre los hombros. Al ver que se trataba de una falsa alarma, bajaron los brazos e intercambiaron impresiones, sin quitarme un ojo de encima, por si acaso. Unos decían: «¿Se habrá vuelto loco?»; otros: «¡Qué va!, son ejercicios antiestrés; uno grita y se relaja». Pero el diagnóstico final lo dio el tipo del aparato, que para algo era el técnico: «Es evidente que se trata de una sordera franca provocada por el ruido ambiental de esta oficina.»

¡Sordo! ¿Cómo es posible que haya perdido el oído sin darme cuenta, tan de repente? ¿Tiene arreglo? ¿Cirugía, quizás? ¡Sonotone no!, soy muy joven para llevar sonotone. ¿Cómo evitar que progrese? Espero que su respuesta sea lo más rápida posible porque mi compañero empieza a ponerse pesado. No me presta su pañuelo ni un minuto más y no sé qué otra cosa usar para taparme los oídos.

Le saluda algo desesperado,

Antonio Prensibo

--------- J.L.Celso@.com ---------

Apreciado Antonio:

Sácate el pañuelo de tu pobre amigo de la oreja. Tus compañeros, a estas alturas, ya saben con certeza que estás como las maracas de Machín. ¿Cómo puedes creerte sordo porque se lo has oído cuchichear a alguien? Aun así, es cierto que la gente que trabaja en sitios ruidosos acaba con el tiempo perdiendo oído, pero lo hace de forma gradual. No de un día para otro, ni siquiera se pierden todos los registros a la vez.

Las células que recogen los sonidos de nuestro entorno se disponen, según la frecuencia que registran, en una escala de graves a agudos. Las células son lesionadas por los ruidos intensos, fundamentalmente los de frecuencia grave, los primeros tonos en perderse (sobre todo, los de 4.000 Hz). Como cualquier célula nerviosa, la auditiva, una vez dañada no se recupera, por lo que es fundamental evitar su lesión. No hay más que seguir una serie de pautas que mimen nuestro oído, y no me refiero sólo a protegerlo. Hay que llevar un régimen de vida saludable, especialmente las personas propensas o con problemas auditivos.

Un oído enfermo es más sensible frente a infecciones y agresiones físicas o sonoras, internas o externas, por lo que en tales casos se recomienda evitar fumar o beber en exceso, tomar medicamentos agresivos para el oído (ciertos antibióticos), evitar catarros o alergias nasales frecuentes y no practicar deportes de riesgo auditivo como la caza o el submarinismo.

Sin una prueba específica (audiometría) no puedo asegurar que no tengas una sordera por traumatismo sonoro, pero lo que sí puedo decirte es que si no estabas sordo en nuestra cena del miércoles pasado, dudo mucho que lo estés ahora.

Un saludo,

José Luis Celso

La gota que colma el vaso

--------- A.Prensibo@.com ---------

Estimado doctor Celso:

Llevo una semana siguiendo los pasos de Felipe II. No, no estoy en El Escorial, sino en pleno ataque de gota. Realmente dolorido y con el pie izquierdo coronado por una enorme ciruela. En su día fue un dedo, pero con lo hinchado y morado que está, cualquiera lo diría. Es una obra de arte abstracto firmada «Felipe». Noo, el rey no, un amigo mío que lleva desde agosto persiguiéndome para que vaya con él al gimnasio. No se ha dado por vencido hasta que acepté acompañarle a la puerta. Echar un vistazo como mucho, porque a mí eso de las artes marciales me da bastante respeto.

Informé al oriental de la entrada de que sólo iba

a ver en qué consistía aquello, pero me frenó en seco: «Noooo, milal no. ¡Acción!» y me incrustó un kimono en las costillas. Con ese atuendo fui lanzado a una sala acolchada. Me di la vuelta buscando a mi amigo pero me lo encontré doblado en dos. Un vistazo rápido y veinte lomos me indicaron que era el único ser erguido. Todos estaban ocupadísimos enseñándose la coronilla mutuamente. Como es lógico, pues a ciertas edades hay cosas que es mejor ocultar, agarraron tal pataleta contra el dueño del local que empecé a temer por su integridad física. Estaba acorralado contra un espejo, plantando cara a esta especie de Ku Klux Klan en pijama. Lanzaba gritos para impresionarles, pero las hordas le contestaban con otro más fuerte al tiempo que iban avanzando, patada tras patada, un puñetazo tras otro. Seguro que de no intervenir yo, lo linchan. Agarré al primero que tenía a mano y de una patada descargué toda mi adrenalina.

Tras recuperar el dedo que había incrustado en la pared y la amígdala arrancada en un aullido de dolor, me llevaron al hospital. Una vez comprobaron que no había nada roto, pude irme a casa a cambiarme y recuperar mi dignidad. Pero no el andar, pues cinco días más tarde sigo inválido. Felipe dice que un golpe no puede durar tanto y opina que debe ser gota ya que estoy tan pesado como su tío cuando le dan los ataques. A mí lo de la gota me suena a Edad Media. No moriría Felipe II de eso, ¿verdad? ¿De qué está hecha? Debe ser algo muy tóxico si basta una gotita para inmovilizar a alguien.

¿Tiene antídoto? ¿Recuperaré el dedo? ¿Me intoxicaré entero?

Le saluda algo desesperado, pero atentamente,

Antonio Prensibo

--------- J.L.Celso@.com ---------

Apreciado Antonio:

No todos tenemos la misma sensibilidad al dolor, y algo me dice que tu umbral es de los más bajitos. Sinceramente, creo que tu dedo lo que sufre es de un trauma, es decir, un golpe. Yo no soy experto en medicina deportiva, pero una buena artritis postraumática puede dar la lata un buen rato.

En esa gota por la que me preguntas hay ácido úrico, producto de degradación de las proteínas que, por cierto, tú tienes muy bien controlado según los ochenta últimos análisis que me has hecho hacerte en lo que va de siglo. Cuando su concentración aumenta en sangre, también lo hace en otros líquidos corporales, incluido el que lubrica las articulaciones (sinovial), donde, por ser un espacio estanco, es más fácil que cristalice. Puedes imaginarte lo poco agradable que resulta una articulación llena de cristales. Se inflama, se pone roja y duele como un demonio. Puede darse en cualquier articulación, pero lo más típico es la «podagra» o afectación de la base del dedo gordo del pie, de ahí que tu amigo confunda tu caso con el de su tío.

El ácido úrico alto en sangre no se relaciona directamente con la aparición de síntomas, ya que puede estar elevado sin que se sienta dolor y a niveles normales en plena crisis. Por otra parte, son varios los factores que pueden asociarse al desencadenamiento de ataques de gota: una cirugía, un golpe, el ayuno, las infecciones, los diuréticos... Ya sé lo que me vas a decir, pero no. Por muchos golpes que te des no te vas a provocar una podagra.

Me imagino que tu dedo y tú no tardaréis en cruzar mi umbral, así que antes te voy a explicar en qué consiste el diagnóstico exacto. Hay que analizar el líquido de la articulación, que se extrae directamente con una aguja. No es (sólo) por desalentarte, sino para que no me vengas pidiendo radiografías ni otras pruebas inútiles en las que, salvo en estados avanzados, no veremos nada.

Si te inquieta el tema puedes prevenirlo evitando la hiperuricemia (ácido úrico alto en sangre). Eso implica limitar los alimentos ricos en purinas, es decir: pescados grasos, carnes rojas, marisco, alcohol. Pues una vez que aparece, además de esto, hay que aliviar el dolor y tomar antiinflamatorios, añadiendo en ciertos casos medicamentos que reducen el metabolismo de las proteínas pero que no son inocuos.

Por el momento, yo me concentraría en tu golpe y si te empeñas en descartar la gota, aquí te espero jeringa en mano.

Un saludo,

José Luis Celso

Ojos que no ven...

--------- A.Prensibo@.com ---------

Estimado doctor Celso:

Tengo un problema familiar. Hace dos meses, mi primo Jacobo me convenció para que me operase de miopía. Lasik por aquí, Lasik por allá, no hablaba de otra cosa y mira que cuesta pronunciarlo. «Pero si no te enteras de nada, hombre. En dos segundos estás viendo.» Sí, ya. Eso será si consigues llegar. Las pruebas de selección son tan duras que me sorprende que tantos las superen. Sin ir más lejos, un buen día y a traición te dejan ciego como un topo. Es lo que ellos llaman «dilatar la pupila» y el mundo se convierte en una nube de colores. ¿Poético? Intente superar la puerta giratoria de una clínica en ese estado y después convencer al jefe de que esa mañana no has tenido un desayuno de negocios con el camello del barrio.

Recuperada la vista, que no el puesto de trabajo, deciden minarte la moral y quitarte las lentillas «para que el ojo se recupere». El muy vago tarda nada menos que tres semanas en ponerse en forma y desde que se dieron de baja los míos no levanto cabeza porque me la pego. Por suerte hoy terminaba todo. Fui encantado a la clínica, bajo el brazo de Jacobo en su papel de lazarillo. Pasamos a una sala a esperar el turno y, mientras los acompañantes disfrutaban de los últimos chismes de la prensa del corazón, los sin lentillas nos consolamos compartiendo penas. Entonces entró doña Luisa recién salida del láser y con ganas de compartir la experiencia. Con sólo mencionar cómo le cortaron una rebanada de ojo, yo ya estaba de pie buscando la puerta. Mientras comentaba los disparos de luz, yo maldecía mi falta de orientación sobre las rodillas de una señora.

Varios pisotones y tropiezos más tarde di con el picaporte... en pleno coxis. El comentario de «lo peor es cuando empieza a oler a quemado» me hizo olvidar el dolor, agarrar la manivela y si no llega a ser por las tres vueltas de puerta giratoria buscando el hueco de la salida, bato el récord nacional «sala de espera-taxi».

Mi primo seguro que ha salido del cuarto de baño y me busca como loco, pero yo no pienso permitir que ningún Darth Veider me saque el láser. Fundaré «Miopía Internacional» para la defensa de la integridad ocular y de los cortos de vista. Ruego le diga a Jacobo que aplicar la ley del talión a un familiar está muy feo, y que se busque otro primo a quien sacarle los ojos.

Le saluda algo desesperado, pero atentamente,

Antonio Prensibo

-------- J.L.Celso@.com ---------

Apreciado Antonio:

Antes de asentar las bases de tu ONG te explicaré un poco todo este tema del láser y los ojos. A lo mejor cambias de opinión. El Lasik permite cambiar la forma de la córnea sin dañar las células vecinas. Es de gran utilidad si tenemos en cuenta que muchos de los defectos visuales se deben a alteraciones morfológicas del ojo, que impiden que las imágenes se enfoquen en la retina, haciéndolo por delante (ojo miope) o por detrás (ojo hipermétrope).

El proceso Lasik, que dura de quince a treinta minutos, incluye varios pasos: con anestesia local, se marca la córnea (capa transparente externa del ojo, bajo la conjuntiva) por donde se realizará una sección de la misma una vez inmovilizado el ojo con un anillo de succión. Se levanta una delgada capa de córnea y se abate a un lado. Se alinea el láser y se fija. En menos de sesenta segundos, la luz ultravioleta y los impulsos de alta energía del láser modifican la forma de la córnea interna. Ya sólo queda recolocar la «tapa externa» en su sitio, sin coserla, ya que se fija sola en unos minutos. Pueden aparecer algunas molestias (sensación de arena en el ojo) o visión borrosa durante unas horas. Está prohibido tocarse el ojo en veinticuatro horas, no olvidemos que acaban de seccionarlo.

Es cierto que los efectos son rápidos, con una mejora importante a los pocos minutos que irá progresando en los meses siguientes. Casi se diría magia si no tuviera sus limitaciones. No siempre se obtiene el mismo resultado, por lo que conviene realizar un estudio previo a fin de no operar «ojos progresivos» en los que la alteración visual reaparece con el tiempo. El fin es conseguir una visión que permita desarrollar las actividades diarias sin gafas, aunque en algunos casos se hagan necesarias, como para leer o ver de noche. Por otro lado, las complicaciones son poco frecuentes, pero puede aparecer turbidez corneal, disminución de la visión nocturna, ojo seco o malestar ocular. Como ves, molestias mínimas en comparación al ataque de tu marciano vestido de negro, por mucho que él también use rayos láser.

Un saludo,

José Luis Celso

Un giro de muñeca

--------- A.Prensibo@.com ---------

Estimado doctor Celso:

Por Dios, coja el teléfono. Si paso un solo instante más manejando este trasto, perderé una extremidad y lo que me queda de honra. Y no crea que me queda mucho de esta última después de tenerle que pedir al camarero este mediodía que, por favor, me cortase el filete. Me dolía tanto la mano que era incapaz de manejar el cuchillo. ¡Pensar que ayer mismo estaba boyante de salud, antes de que me tocara ayudar a mi sobrino con un trabajo de ciencias naturales! Nos pasamos todo el día en internet rastreando las huellas del lobo negro. No se hace idea de lo complicados que son esos bichos, ni de la cantidad de información disponible a golpe de ratón. Una vez que entras, estás perdido; unos datos llevan a otros y no hay forma de parar.

Ni siquiera cuando los ojos se secan y la espalda ha caído tan bajo que logra expulsar el trasero de la silla.

En ese delicado momento, justo cuando mi sobrino se afanaba en levantarme, llegó Alejandro. El nepotismo, como mi trasero, fue expulsado por el amor filial. El muchacho dejó lo que tenía entre manos y se lanzó a los brazos de su padre. Por mi parte, perdido el punto de apoyo y a merced de los ruedines de la silla, no tardé en desaparecer bajo la mesa. Cuando me recogieron me dolía todo. Con el tiempo, la cosa se fue localizando hasta ubicarse en la muñeca derecha. Esta mañana no puedo ni moverla, está hinchadísima. Alejandro dice que tengo la «mano del ratón» (que según me explicó nada tiene que ver con el animal sino con la informática). Por lo visto él también tiene una garra de éstas, que le impidió ayudar a su hijo a rastrear al lobo negro.

No me he enterado muy bien, pero está claro que se contagia y tiene cierta debilidad por mi familia. ¿Cómo evitarlo? Con tanto roedor de por medio, ¿no habrá vuelto la peste bubónica?, ¿en qué consiste? Ni siquiera entendí la relación con la informática. ¿Es un nuevo virus? ¿Hay antivirus? ¿Se instala en el ordenador o va en pastillas? ¿Mejor vacunarse? ¿Sabe cómo puedo cerrar el ordenador sin usar el ratón?

Una contestación verbal vale más que mil palabras en Excel.

Le saluda algo desesperado, pero atentamente,

Antonio Prensibo

Querido Antonio:

Enhorabuena, has conseguido retorcer el tema hasta hacerlo indescifrable. Creo entender que me preguntas por las tendinitis de la muñeca producidas por excesos informáticos. Te lo explicaré, aunque dudo que sea la causa de tus males y, aun a riesgo de restarle interés, lo haré dejando a un lado pestes medievales y virus informáticos.

El origen de cualquier inflamación tendinosa son sobre todo los golpes, por uso excesivo de una zona determinada. Pequeños golpes reiterados producen una inflamación leve del tendón seguida de una degeneración de las fibras tendinosas próximas a su inserción ósea. En tal punto, aumenta la vascularización del hueso y la presión ósea. Posteriormente, el hueso se regenera en exceso y de forma caótica, en ocasiones formando excrecencias llamadas «osteofitos» y/o «cavidades quísticas».

Pueden localizarse en cualquier inserción tendinosa, pero las más frecuentes son: hombro, codo, muñeca, pubis, rodilla, tobillo y pie. El síntoma fundamental es el dolor más o menos brusco que va aumentando sobre todo con el movimiento y se irradia a lo largo del músculo. Su diagnóstico es principalmente clínico, pues no se ve nada en la radiografía ni en los análisis.

En cuanto al tratamiento, resulta imprescindible el reposo, aunque sea con férula de yeso, y los antiinflama-

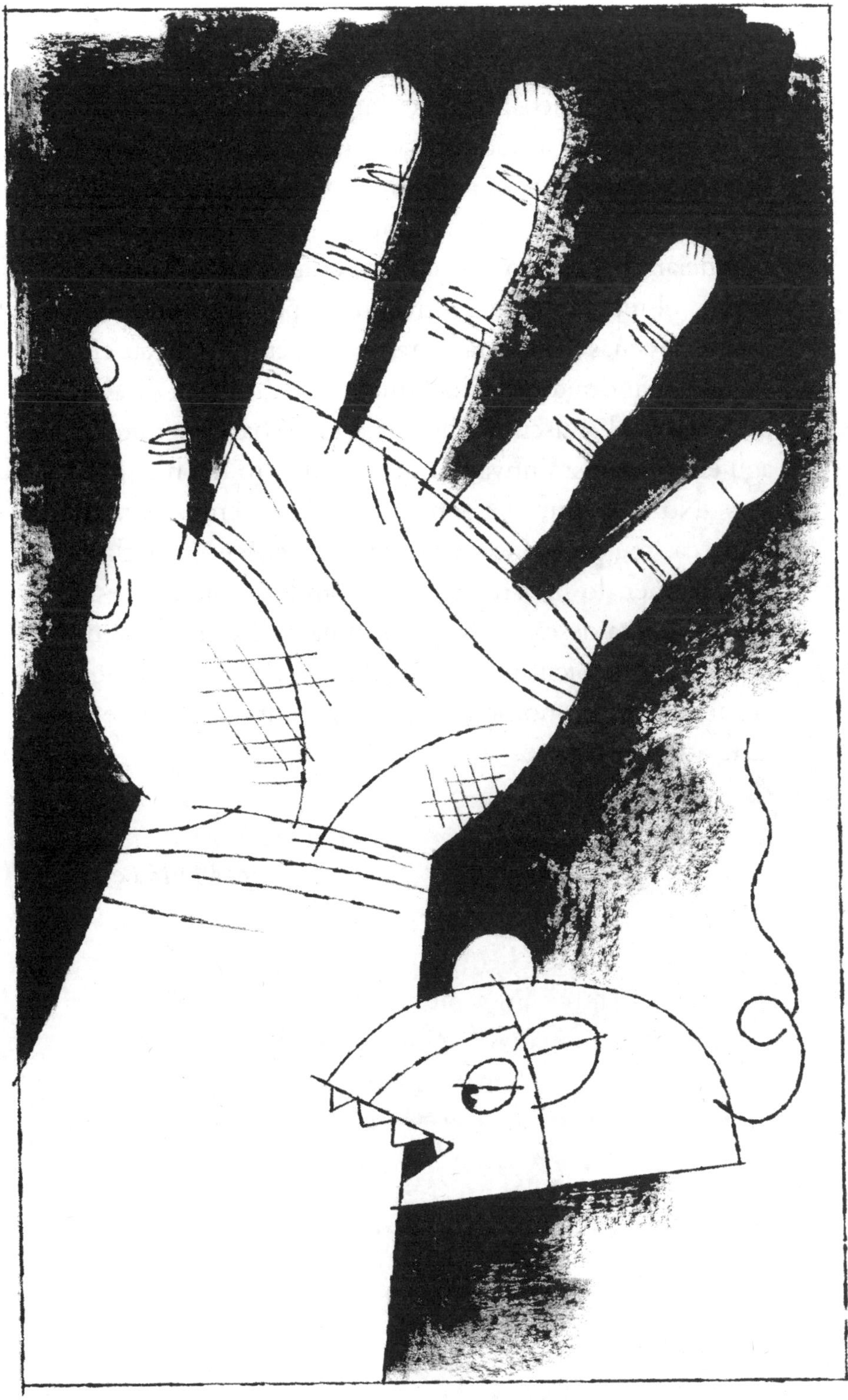

torios no esteroideos. Una vez superada la crisis dolorosa, es importante instaurar unos buenos hábitos que prevengan la recaída. Si lo anterior no es suficiente, se recomiendan ejercicios de rehabilitación para estirar y potenciar el músculo. En cuanto a las famosas infiltraciones, el tema es algo controvertido pues no son totalmente inocuas y no está claramente demostrada su eficacia. Cuando todo falla, queda la cirugía a fin de desinsertar el músculo, alisar la zona y hacer pequeños agujeros que disminuyan la presión dentro del hueso.

No creo que lleguemos a esos extremos con tu muñeca, me parece excesivo para un golpe. Está claro que, al caer, lo hiciste sobre la mano, lesionándote la muñeca. Para descartar fracturas, una radiografía te vendría la mar de bien. Eso no lo puedo hacer por internet, al menos por el momento, así que tendrás que presentarte aquí. Te espero.

Un saludo,

José Luis Celso

¿Viste?

--------- A.Prensibo@.com ---------

Estimado doctor Celso:

Comprendo que recibir misivas a las cinco de la madrugada no le hará excesiva gracia. Créame, es una emergencia. Me encuentro sitiado por tornillos, tablas, cajas y varios objetos indeterminados que tengo que reunir y convertir en una mesa.

Con lo fácil que es la tabla con cuatro patas de toda la vida, ¿cómo puedo yo llevar un día entero obsesionado con el tornillo X-34, que no hay manera de que encaje en el hueco B, eso, cuando se acuerdan de ponerlo? «Mesa desmontable, fácil de montar», se recochinea la caja desde la esquina. Pues tras veinte revisiones y diez análisis exhaustivos del manual, sólo he aprendido a escribir tornillo en alemán, bisagra en ruso, broca en norcoreano y a jurar en arameo.

Me encuentro rodeado de mil piezas y en compañía de una tabla con dos patas y escasa tendencia a la bipedestación. Sólo pienso en rematar la faena a martillazo limpio, ya sea para coserla a clavazos o convertirla en polvo fino. Lo que me echa para atrás no es la falta de ganas, le aseguro que en ese sector estoy más que servido. Pero dudo que mi cabeza sobreviva a la experiencia. Me estalla, me retumba, me arde. Se la regalo, pero no se la recomiendo. No funcionan ni los ojos. Han pasado de escocer a picar y de ahí a la llorera inconsolable. Lo entiendo, la situación no es para menos, pero es que además lo veo todo borroso. Incluso durante los segundos libres de lágrimas entre parpadeos soy incapaz de enfocar. ¡Me estoy quedando ciego!

Antes de perder la vista del todo necesito que me conteste una serie de preguntas: ¿qué me pasa?, ¿se cura? Si no veo, ¿cómo voy a poder consultar por e-mail? Y, simple curiosidad, ¿no tendrá usted por ahí un X-34? Me falta uno y no hay forma de encontrarlo.

Le saluda algo desesperado, pero atentamente,

Antonio Prensibo

--------- J.L.Celso@.com ---------

Apreciado Antonio:

No, no tengo nada que responda al nombre de X-34, pero sí puedo informarte sobre lo que te pasa de cuello para arriba. Tienes vista cansada, quizá hasta agotada.

La visión humana está diseñada para largas distancias, para asegurar la supervivencia en plena naturaleza, detectando presas y depredadores. Con la evolución la cosa cambia, nos vemos obligados a mirar de cerca la mayor parte del tiempo. En lugar de cazar, leemos y escribimos, pero la visión no se ha adaptado a los cambios. No somos capaces de mantener la vista fija a corta distancia de forma prolongada sin que los ojos empiecen a resentirse. Para ver de cerca, hay que contraer una serie de músculos que con el tiempo se cansan y avisan como pueden: dolor de cabeza, ojos rojos y secos que escuecen, párpados pesados y dificultad para enfocar. No sé si te suena todo esto.

Para evitar futuros sustos por tu parte e insomnios por la mía te aconsejo que sigas las siguientes recomendaciones: trabajar a 60-70 cm de los objetos, en el caso de los ordenadores situarlos a unos 20° por debajo de la línea de visión y usar los de pantalla grande con buena definición y protege pantallas. Que los textos estén escritos negro sobre blanco. Descansa cada dos horas unos quince minutos, aprovechando para relajar la musculatura fijando la vista en un punto lejano. Asegúrate de que tienes una buena iluminación con al menos una fuente de luz indirecta. Evita leer con poca luz o en movimiento. Y no está de más una revisión oftalmológica, que debe ser periódica en tu caso que usas gafas.

Por lo demás, suerte con la mesa y, por Dios, si sucumbes a la tentación del martillo, no te lesiones, magulles, dañes ni agredas en forma alguna.

Un saludo,

José Luis Celso

Lomo doblado

--------- A.Prensibo@.com ---------

Estimado doctor Celso:

Socorro. Traiga una ambulancia, equipada con grúa si es posible, para desincrustarme de la silla. El barro se secó y me he quedado pegado. Nadie me ayuda. Mi propia mujer dice que no me tocaría ni con pinzas. Lo cual sería un esfuerzo inútil ya que no se me mueve ni con cincel y martillo, salvo que éste sea neumático.

Se nos ocurrió la feliz idea de aprovechar unos días de vacaciones para conocer la península. Nada menos que la serranía de Cuenca y por un camino que los locales describen como «salvaje y lleno de curvas». Si buscábamos aventura, la íbamos a tener. Alguna nube sin consideración se había deshecho del exceso de carga sobre aquel paraje. Sin un mal asfalto que contuviera el suelo, empezamos a hundirnos en el fango hasta quedarnos sin ruedas e inmóviles. Marcha adelante, marcha atrás, cuatro mil revoluciones y ni un centímetro. Me tocó bajar a empujar, mientras mi mujer tomaba posición al volante. Con unas ramas bajo las ruedas, las manos sobre el maletero y un ángulo de 60º, me dispuse a salvar a la dama, pero ella no colaboró. Pegó el pie al acelerador y no lo soltó hasta quedarse bien a gusto y yo bajo el fango.

Con más arcilla que un ánfora, busqué cobijo en el vehículo marital. Me dieron con el pestillo en las narices y me vedaron la entrada por sucio. Irónico, ¿no cree? Pues no tanto como sentirse desterrado con cinco centímetros de lodo sobre los hombros. La ventanilla descendió unos milímetros, lo suficiente para que asomase un móvil y las instrucciones «busca cobertura y pide una grúa».

Cuando encontré cobertura, el caparazón ya había fraguado. Pero lo que me impedía dar un paso era el dolor de espalda. Con decirle que la grúa tuvo que izarme cuan estatua griega para transportarme hasta el coche. Desde entonces permanezco como el discóbolo, con el espinazo doblado en dos, sufriendo calambres generalizados y sin poder mover un solo músculo. Está claro que me he roto la espalda y me he quedado paralítico. Haga algo o, por lo menos, sáqueme de aquí.

Le saluda algo desesperado y como puede, pero atentamente,

Antonio Prensibo

Apreciado Antonio:

Si conseguiste patearte medio monte en busca de ondas telefónicas, dudo que fuera con la espalda rota. Claro que estás doblado en dos por el dolor, claro que así no te puedes mover. Tienes que tener los músculos de la espalda agarrotados y duros como leños. No les ha sentado del todo bien que intentases sacar el coche del fango a su costa.

Cuando exponemos los músculos a un ejercicio excesivo, bien soportando una gran carga en un momento, bien sufriendo pequeñas cargas durante mucho tiempo, éstos reaccionan contrayéndose. Esa contracción estimula las terminaciones nerviosas que recorren el interior del músculo y aparece el dolor. A su vez, el dolor provoca una mayor contracción muscular y se crea un círculo vicioso. Es lo que pasa en la espalda cuando levantamos demasiado peso de golpe o en el cuello por el estrés prolongado.

Si queremos aliviar el dolor hay que romper el círculo vicioso atacando por los dos flancos: quitando el dolor y relajando el músculo. Para ello, es conveniente que cargues lo menos posible la espalda y que permanezcas el máximo tiempo posible tumbado, aunque no todo el día. Usa una cama dura. Si la tuya es blanda, mete una tabla debajo del colchón. El calor seco puede aliviarte bastante, siempre y cuando lo apliques bien. Utiliza una manta eléctrica o una toalla calentada con la plancha. Colócatela en la zona de diez a quince minutos, pero no más, ya que dejaría de hacer su efecto. Puedes repetirlo unas cinco o seis veces al día.

En cuanto a la medicación, te la recetaré en cuanto te vea, confirme que se trata de una contractura muscular y descarte que te hayas podido hacer un mal mayor. Además te enseñaré cómo debes manejar los grandes pesos en el futuro para ahorrarte tirones. De momento, te recomiendo que, antes de usar el martillo neumático, pruebes a salir del cascarón con un buen baño caliente. No es tan espectacular pero sí muy eficaz.

Un saludo,

José Luis Celso

Ni voz ni voto

--------- A.Prensibo@.com ---------

Estimado doctor Celso:

No sé cómo he acabado en este lío, pero en mi defensa puedo decir que no soy más que una víctima de las circunstancias, que en este caso responden a los nombres de Ana y Bea. De mi mujer puedo esperarme cualquier cosa, pero Ana siempre me pareció muy normal. Desde que me quedé afónico en su boda, no ha hecho más que darme la lata; ha decidido que tengo nódulos y mi única salvación es una tal Fani Atria.

Le prometo que no sabía dónde me metía. Mi idea era que me quitaran la ronquera y me parece que he acabado de integrante de una secta rara. La tal Fani, que debe de ser una sacerdotisa, una mujer gurú o lo que sea, se encargó de introducirme en los ritos iniciáticos. Estaba empeñada en que no sabía hablar y quería a toda costa enseñarme. Con menos voz que Harpo Marx, me fue imposible explicarle que mis padres ya se habían encargado de ese tema hace tiempo y posiblemente le llevase varios años de ventaja en el sector de las comunicaciones.

No hizo ni caso y procedió a instruirme en los ritos básicos. Para empezar, se hacen escalas con los labios cerrados y salen así como unas pedorretas bastante musicales que deben servir para invocar a algún espíritu. Una vez que lo tenemos entre nosotros creo que hay que meditar, porque el siguiente paso es respirar lentamente, moviendo la tripa y muy concentrados. El paso final es el que me cuesta comprender. Se coge una pajita de las de beber y se sopla en un vaso de agua haciendo burbujas. Ridículo, ¿verdad? Pues Bea está fascinada. Me hace repetir los ritos día y noche. Con tanto empeño, empiezo a preguntarme si no será otra gurú de la secta y no sé a quién dirigirme para no caer en las garras de los «Fani-áticos». Aunque lo supiera no podría comunicárselo, porque sigo afónico. Por favor, haga algo, devuélvame la voz.

Le saluda algo desesperado, pero atentamente,

Antonio Prensibo

-------- J.L.Celso@.com --------

Apreciado Antonio:

Vamos por partes. En primer lugar, me parece que tu sacerdotisa, esa que llamas Fani Atria, se trata en realidad de una foniatra, es decir, una profesional de la voz. En segundo lugar, tu afonía puede que sea causada por nódulos o puede que no, eso lo tiene que decidir un otorrino. Las ronqueras pueden tener varias causas, pues todo lo que altere la vibración normal de las cuerdas se manifiesta por un cambio de voz. Ya sea por irritación de la mucosa que las envuelve (laringitis), por cambios estructurales de las mismas (nódulos, pólipos, quistes o cáncer) o por alteración de los nervios y músculos que las controlan. Las causas más frecuentes de ronquera son los irritantes como el tabaco, la contaminación, los vapores tóxicos, el alcohol o el reflujo gastroesofágico, así como las infecciones, las alergias o un mal uso de la voz, sobre todo si la forzamos.

Un problema tan frecuente como la afonía es muy sencillo de prevenir, al menos en la mayoría de los casos. En líneas generales basta con evitar los irritantes y el sobreesfuerzo vocal, lo cual implica no gritar o susurrar durante mucho tiempo. Tampoco fumar ni beber alcohol, pues ambos irritan mucho la mucosa laríngea. Apartarse de los lugares contaminados, respirar por la nariz y mantener una buena hidratación, es decir, beber al menos dos o tres litros de agua al día para que la mucosa no se reseque y sea más propensa a las lesiones.

En caso de tener que hablar mucho y en alto, asegúrate de que usas la voz correctamente, cosa que pocos hacen. La mayoría no se dan cuenta de que no saben hablar hasta que se quedan afónicos cada vez que fuerzan un poco la voz.

Por lo que cuentas, tu foniatra probablemente tiene razón: no sabes hablar. Sin que esto desacredite a tus progenitores en su labor educativa, pues eres tú el que no sabe usar tus cuerdas vocales. Me parece bien que sigas con los ejercicios que, lejos de ser ritos iniciáticos, irán poco a poco acostumbrándote a sacar el mayor rendimiento de tu voz.

Pero, además, debes ir a un otorrino para que te explore y vea en qué estado se encuentran tus cuerdas. Sobre todo no lo dejes pasar si la afonía dura más de diez o quince días pues, en ese caso, hay que descartar que, más que irritadas, tengas las cuerdas lesionadas, ya sea por un pólipo, una laringitis crónica o un tumor más serio.

Te deseo una buena sesión de burbujas y pedorretas. Prometo no contárselo a nadie.

Un saludo,

José Luis Celso

Pimpinela escarlata

--------- A.Prensibo@.com ---------

Estimado doctor Celso:

Esta vez le escribo por pura desorientación, a ver si usted encuentra algún sentido a lo que le ocurre a Gon. Gonzalo fue depositado en casa hace cosa de dos días para evitar que compartiera con su hermana bebé alguno de los mil granos que invaden su cuerpo. Decididamente, el chico no está en racha; le abandonan en una casa desconocida, con la piel como un crocanti, carmín como un salmonete, reventando los termómetros y con la garganta al rojo vivo intentando tragar lo que su estómago no tardará en devolver ni cinco segundos. Pues, a pesar de todo, el chico lo llevó bastante bien. Pero esta mañana han empezado a pasar cosa muy raras. Sinceramente, estoy muy asustado.

Convivir con el niño no se me hizo del todo cuesta arriba, sólo al despertar me costaba algo acostumbrarme a su aspecto de langostino, pero pasadas unas horas superé el trauma. Para lo que no estaba yo preparado era para la visión de esta mañana. ¡El chico ha comenzado a desintegrarse! Se lo aseguro, se le cae la piel a cachos. Imagínese la impresión cuando, al bajar a desayunar, junto a las tostadas me encuentro a Gonzalín en plan lagartija, mudando escamas a diestro y siniestro. Sobre todo siniestro, porque era un auténtico espectáculo *gore*.

Su madre vendrá a visitarle dentro de pocas horas y a ver cómo le explico yo que, en lugar de un hijo, le devuelvo un reptil. Si queda algo del niño para entonces, porque al ritmo que va se me descompone antes del mediodía. En realidad, no sé si este suceso es de su competencia. Quizá sea demasiado paranormal. ¿Llamo mejor a Jiménez del Oso?, ¿un exorcista? Quizá a un brujo. Ya no sé qué hacer. De momento, he avisado a un vecino que es biólogo para que me catalogue la especie, no vaya a ser venenosa y me pegue un bocao.

Le saluda algo desesperado, pero atentamente,

Antonio Prensibo

-------- J.L.Celso@.com --------

Apreciado Antonio:

No llames todavía a los geos. Creo que puedo explicar la transformación de Gonzalo. Por cómo describes los granos, podría tratarse de cualquier enfermedad exantemática de la infancia, pero por la evolución me parece que se trata de la escarlatina. Cursa con miles de granitos rojos, diminutos, sobre todo en las flexuras que no pican especialmente y con un tacto que se describe como aterciopelado, pero que casi parece de lija. La fiebre suele ser alta, se les pone la boca al rojo vivo y, si te fijas, la lengua como una fresa, toda colorada, y con puntos blancos que son las papilas hinchadas.

Por lo general no es una enfermedad maligna, ya que raramente se complica. La produce una bacteria que se transmite por contacto cercano. No es tan contagiosa como, por ejemplo, la varicela, ni tan peligrosa para las embarazadas, si bien es mejor que, durante los periodos de gestación, las mujeres contraigan las menos infecciones posibles. Siendo bacteriana, tiene un tratamiento antibiótico específico.

Por lo demás, el niño puede hacer la vida normal que le permita su estado general, es decir, lo que le apetezca, incluso salir a la calle y jugar con otros niños, siempre y cuando dichos niños no sean bebés muy pequeños ni tengan el sistema inmune alterado. Ciertamente, es mejor que no vayan al cole, donde a diferencia del parque el contacto con otros niños es más próximo.

La descamación que ves ahora no es la lepra, ni propia de una película de ciencia ficción, sino la evolución normal de la enfermedad que culmina con la caída de la piel afectada, empezando por el tronco y terminando por las manos y los pies. Así que puedes estar tranquilo y tranquilizar a su madre cuando llegue, porque no pasa nada.

Un saludo,

José Luis Celso